Mes conseils santé pour votre mieux-vivre
N° 3

ROSETTE POLETTI
et
BARBARA DOBBS

Mes conseils santé pour votre mieux-vivre

Editions
LeMatin
le quotidien romand

© *Le Matin* — 1995

ISBN 2-8265-1103-3
Tiré à part d'articles parus sous la rubrique
«Le rendez-vous de Rosette Poletti»
dans *Le Matin Dimanche*

Composition et impression: IRL Imprimeries Réunies Lausanne s.a.

En guise de préface

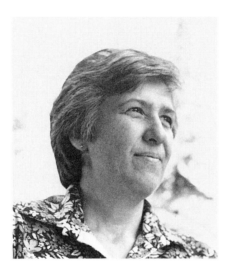

Le meilleur antidote aux maux, ce sont les mots... et, sous la plume experte de Rosette Poletti et de Barbara Dobbs, ils deviennent de petits mages qui, au fil des pages, révèlent une pensée sage, riche en apprentissages et foisonnante en leçons de courage. Certains livres ont cette force qui au désespoir substitue l'espoir, à la tristesse l'allégresse et à l'hésitation la détermination. Assurément, ce nouveau recueil de textes porte en lui cette essence qui donne à l'existence un sens, au destin incertain un chemin et, tel un fidèle compagnon plein d'attention, écoute les problèmes, les analyse et leur offre une réponse toute en finesse et en nuances avec cette touche incomparable d'humanité qui imprègne conseils efficients et suggestions efficaces d'un subtil parfum de grâce et d'un goût délicat de tact. Dans un style qui allie clarté du propos, précision des références, justesse du ton, pertinence des exemples et adéquation des objectifs, l'ensemble de ces textes reflète la parfaite harmonie entre la théorie et la pratique, le spirituel et le réel.

Pédagogue incomparable, Rosette Poletti ressemble à une horlogère de l'âme dont elle sonde la complexité et lui donne la chance unique de retrouver un peu de cette quiétude si précieuse dans le flux constant du temps qui passe. Ses paroles ont le don de transmettre ce sentiment encourageant, vivifiant et réconfortant qu'il n'y a pas de nuit sans aube, qu'il n'y a pas de tunnel sans issue, ou de tempête sans accalmie. Le livre que vous avez entre les mains est fait du bois dont on fait les chevets, du roc sur lequel on bâtit les maisons et de la terre dont on tire la nourriture. Porteur d'un message infiniment positif, il défie la grisaille, combat la morosité et lutte contre l'amertume. Authentique manuscrit de vie, il montre, comme au travers d'un kaléidoscope rayonnant de lumière, que le bonheur est à la portée de chacun et que le malheur ne prend l'apparence de la fatalité que si on lui en prête le costume. Véritable remède contre le chagrin et ses acolytes, la souffrance, la mélancolie et la sinistrose, consommez-le sans modération, comme on le ferait d'un festin qui repaît l'esprit et revigore le cœur... Le sage No-Mi avait coutume de dire: «Il est des mots qui ont la radiance de la flamme, il est des paroles qui ont la brillance du feu et il est des textes qui ont l'éclat du soleil...» Une définition qui sied comme un gant à tout ce qui suit... Bonne lecture!

Le Matin

CHAPITRE PREMIER

ÉPANOUISSEMENT PERSONNEL

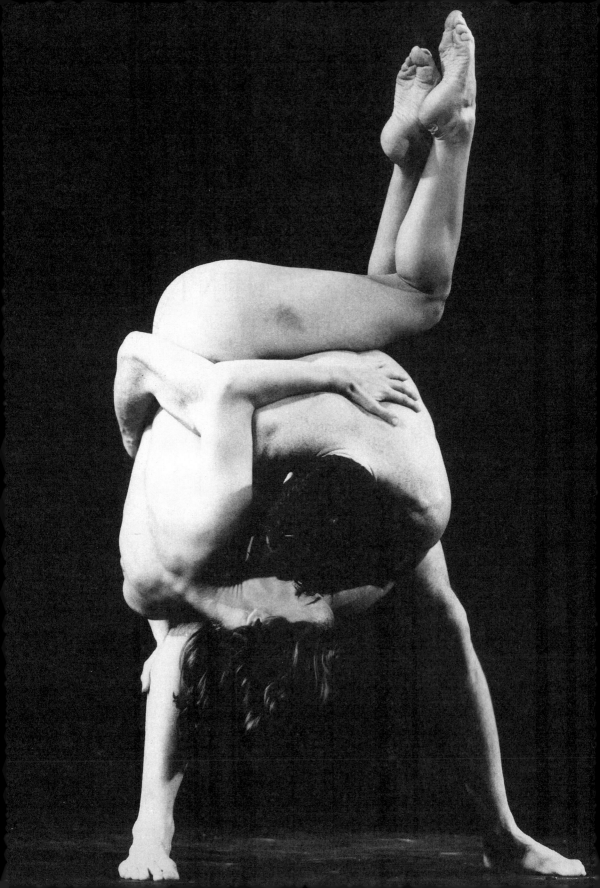

Vivre équilibré

Est-on équilibré après une enfance difficile? Quels sont les critères d'une santé mentale positive? Des réponses et des solutions existent.

«Vous parlez souvent de la santé mentale, de l'équilibre. Qu'est-ce que cela recouvre au juste? Peut-on acquérir cet équilibre? Qu'arrive-t-il lorsqu'on a eu des parents déséquilibrés? Est-on marqué à vie ou peut-on s'en sortir? Je me pose souvent ces questions, car je viens d'une famille très névrosée. Mon père et ma mère ne s'entendaient pas. Ils sont restés ensemble, je ne sais pas pourquoi! Ils ne nous ont pas appris à communiquer. Ils réglaient leurs conflits par une bouderie continuelle. Ma mère était sans cesse malade, elle avait toujours quelque chose. Je n'ai vraiment pas de souvenirs heureux de mon enfance. Alors, comment savoir si je suis équilibrée?»

Cinq critères

Pour répondre à ces questions sur les critères de la santé mentale, de l'équilibre, nous nous référons aux travaux présentés par une chercheuse espagnole, Teresa Lluch Canut. Au terme d'études menées par elle, il existe cinq critères principaux qui permettent de mettre en évidence la «santé mentale positive»:

1. La capacité
▶ de s'adapter à l'environnement, de faire face à ce qui arrive, à ce qui se produit;
▶ de quitter la maison parentale, d'apprendre un métier, de se suffire à soi-même ou de s'organiser afin que ses besoins soient satisfaits;
▶ de vivre dans le monde et de trouver la force d'y faire sa place.

2. La capacité d'établir des relations affectives harmonieuses.
Chaque être humain a besoin de compter pour quelqu'un et d'avoir d'autres êtres qui comptent pour lui.
Pour mener à bien cette construction d'un réseau de personnes avec lesquelles on vit en harmonie, il est nécessaire de pouvoir contrôler son comportement, verbal et non verbal, de pouvoir sortir de son égocentrisme infantile pour être concerné par les autres, pour éprouver de la compassion pour ceux qui sont nos compagnons de route.
Cela demande un équilibre entre l'autre et moi, un partage de pouvoir, une possibilité de «laisser vivre» l'autre. Cela veut dire aussi «pouvoir exprimer ses émotions, son ressenti, d'une manière acceptable pour les autres».

3. Une vision positive de soi-même. Développer une bonne estime de soi-même, une capacité de s'affirmer, de prendre soin de soi, de communiquer, de s'exprimer clairement.

4. Une possibilité de se réaliser, de trouver ce qui est le plus important pour soi, ce qui guide notre vie, ce qui nous permettra de revoir notre vie lorsque la mort s'approchera, en se disant à soi-même: «Tu as été un bon combattant de la vie, tu es resté fidèle à tes valeurs fondamentales, tu n'as rien à regretter.»

5. La capacité de rebondir et de rester «intégré» après les difficultés de toutes sortes et les coups durs.

La vie avec ses difficultés n'épargne personne. Il y a des pertes, des deuils, des transitions, des échecs, des trahisons, le mal sous toutes ses formes. La personne en bonne santé mentale a la capacité de rebondir, de recommencer, d'espérer et d'agir. Elle n'est pas «détruite, endommagée» par les difficultés.

Des jours noirs pour tous

Il est certain que personne n'est en parfaite santé mentale tout au long de sa vie, tout au long des 365 jours d'une année. Comme sur le plan physique on peut être en bonne santé et avoir des rhumes, des angines ou des douleurs musculaires, sur le plan mental on peut parfois traverser des jours de déprime, des semaines de découragement, des périodes de révolte ou d'anxiété. A long terme, il y a malgré tout un haut niveau de bien-être ressenti par la personne. Tous les critères ci-dessus sont subjectifs, c'est-à-dire qu'ils ne peuvent pas être totalement mesurables, et heureusement! Il s'agit de pistes, de moyens de mieux se comprendre et de comprendre son propre fonctionnement.

Progressivement

Pour répondre à la deuxième partie de la question — «Comment savoir si je suis équilibrée après l'enfance que j'ai eue?» —, il est important de savoir que chacun d'entre nous fait le mieux qu'il peut dans les circonstances qu'il traverse. Des obstacles rencontrés durant l'enfance ne déterminent pas forcément toute la vie. A chaque instant, chaque jour, nous pouvons décider de changer quelque chose, même une petite chose, afin d'être plus libre, plus affirmatif, plus heureux.

Nous pouvons décider de mieux communiquer, d'aller voir une personne et de lui parler au lieu de bouder, de demander ce qui nous est nécessaire au lieu de maudire ceux qui ne devinent pas nos besoins ou nos désirs.

Il n'est jamais trop tard pour décider de vivre ici et maintenant au lieu d'habiter les ruines de son enfance et de s'y morfondre.

Savoir dire non!

Certaines personnes disent oui quand elles voudraient dire le contraire et font des choses qu'elles n'ont pas envie de faire.
«Je réalise qu'une bonne partie des problèmes de ma vie viennent de mon incapacité à dire "non". Je ne dis pas non à mon mari, ni à mes enfants, ni à mes collègues et je suis toujours surchargée, fatiguée et, ce qui est plus grave, fâchée contre eux tous parce que je leur en veux de me sentir piégée. J'ai déjà lu des articles à ce propos et, malgré mon désir, je n'arrive pas à mettre mes limites; je retombe régulièrement dans mes vieilles habitudes de tout accepter. Pourriez-vous me donner votre avis?»

UNE INCAPACITÉ

L'incapacité à dire non est parfois un symptôme d'une situation plus globale. Les personnes codépendantes, celles qui ont vécu dans un milieu familial où elles ne pouvaient pas s'exprimer ouvertement ni aborder de manière directe les problèmes personnels et interpersonnels parce que l'un des membres de la famille était un malade chronique, un malade souffrant de troubles mentaux ou du comportement, ou encore d'alcoolisme ou de dépendance à la drogue (quelle qu'elle soit!), ces personnes se sentent obligées d'aider l'autre. Elles disent oui quand elles voudraient dire non et font des choses qu'elles n'ont absolument pas envie de faire. Ces personnes-là gagnent à se faire aider par un professionnel pour pouvoir sortir de la situation dans laquelle elles se trouvent par une démarche de développement personnel

UNE PROGRAMMATION

De toute manière, l'incapacité à dire non provient d'une sorte de programmation datant de nos toutes premières années: «Comment? tu dis non à maman ou à papa? Quand on te demande de faire quelque chose, tu réponds oui, un point c'est tout!» Ainsi, nous apprenons que ce petit mot «oui» arrange bien des situations et qu'en fait il est facile à dire, qu'en le disant nous sommes perçus comme «gentils», nous évitons les conflits et la colère des autres. Plus tard, dans le monde du travail, nous commençons par vouloir être acceptés, et pour cela nous répondons positivement aux demandes qui nous sont faites. Et voilà, l'engrenage est en marche, et pour certains c'est la perspective d'une fatigue chronique et de l'épuisement.

APPRENDRE À DIRE NON

Comment apprendre à dire non d'une manière positive, tout en gardant le lien avec l'autre personne?
▶ La première démarche nécessaire consiste à clarifier ce que nous voulons vraiment. Cela consiste à s'asseoir, à considérer sa vie, à se demander ce qui est le plus important pour soi, ce qui est nécessaire et superflu, les relations bienfaisantes et celles qui ne le sont pas, ce qui est fondamental et ce qui peut être abandonné.
Il est parfois plus facile de cibler les points essentiels pour soi et de décider à qui ou à quoi on va dire non.

▶ La deuxième démarche consiste à se demander ce qui est pénible pour soi dans le fait de dire non.

Considérons-nous cela comme un rejet? comme une forme d'égoïsme? Avons-nous peur de la réaction de l'autre personne? de son jugement sur nous? Ou alors, est-ce à l'intérieur de nous-mêmes que la culpabilité surgit?

L'important est de savoir que c'est lorsque nous faisons ce que nous voulons faire pour nous-mêmes et les autres que nous avons des relations franches et honnêtes.

▶ L'aspect intéressant de toute cette démarche, c'est que, lorsqu'on est clair à propos de ce que l'on veut, de ce que l'on ne veut pas, qu'on devient capable de dire non à ce qu'on ne veut pas, le **oui** devient vrai et joyeux. Il est d'une tout autre qualité. Un oui ne peut être vrai que si celui qui le dit a la liberté, se donne la liberté de pouvoir aussi dire non.

▶ Il faut évoquer ici la notion du tact. Emily Post, auteur américain, disait: «Ce n'est pas tant ce que vous dites qui compte, mais comment vous le dites.»

Il est possible de refuser un service, une invitation, une relation avec beaucoup de tact, d'amabilité et parfois d'empathie. Ce refus, ce «non», peut aussi être accompagné d'une information qui permettra à la personne de trouver ailleurs ce qu'elle recherche. Cette capacité à lui communiquer que nous sommes concernés par l'interlocuteur **et** en même temps que nous ne pouvons pas, ne voulons pas ou ne souhaitons pas répondre à la demande est l'une des plus utiles à développer pour se sentir bien avec soi-même et avec ceux avec qui nous vivons.

▶ Il se peut qu'au début, lorsqu'on change de comportement, ceux qui ont été habitués à être exaucés sans discussion vivent cette nouvelle situation avec quelque peine. Il se peut aussi que certaines personnes se montrent critiques ou même aillent jusqu'à manifester de la colère ou du rejet. C'est un moment difficile à vivre pour la personne qui apprend à dire non. C'est aussi une étape qui peut être dépassée. Ceux qui ont vraiment de l'amour et de l'estime pour celui qui expérimente le pouvoir de dire non comprendront et encourageront ce nouveau comportement.

Quelques moyens

Pour s'aider, au début, plusieurs petits moyens existent:

▶ utiliser un répondeur téléphonique qu'on branche dans les moments où on ne veut pas être dérangé;

▶ demander un temps de réflexion avant de donner une réponse;

▶ bloquer du temps pour soi dans son agenda et le garder vraiment pour soi;

▶ se répéter que «pour pouvoir vraiment donner, il est nécessaire de se ressourcer et de mettre des limites».

A MÉDITER...

«Donnez-moi un point d'appui, disait Archimède, et je soulèverai le monde.»
Votre point d'appui, c'est l'amour. Non point un amour bêlant qui se suffit à pleurnicher sur le malheur des autres, mais un amour-combat, un amour-révolte contre l'injustice sociale, l'asservissement des pauvres accepté passivement par (...) ces bonnes âmes qui se mettent en smoking pour refaire le monde et évoquent les grandes famines en grignotant des petits fours.

Raoul Follereau
(*Aimer et agir*, 1974)

Pouvoir raconter sa vie

«Mon mari supporte très mal les visites chez sa mère et chaque fois que nous y allons il s'énerve lorsque ma belle-mère raconte des histoires de sa jeunesse ou de ses premières années de mariage. Tout cela lui semble ennuyeux, sans intérêt, et il lui arrive de couper la conversation d'une manière excédée. Je vois alors une très grande tristesse dans les yeux de ma belle-mère, et cela me touche beaucoup. J'aimerais tant que mon mari comprenne l'importance de ces réminiscences.»

Parler du passé

La réminiscence comporte le fait de penser au passé et d'en parler, d'identifier tout spécialement les expériences qui sont importantes sur le plan personnel. Cette démarche peut être orale, écrite ou ne comporter que des pensées à propos d'une certaine époque de la vie.

On attribue trois aspects à la réminiscence: l'aspect mémoire, l'aspect expérience et l'aspect interaction sociale.

La mémoire, à tous les stades de la vie, a pour fonction d'organiser l'expérience passée afin de satisfaire certains besoins ainsi que d'assurer la continuité entre le passé et le présent.

Les réflexions d'un adulte sur son passé personnel permettent une compréhension de cette personne à travers le temps.

Pourquoi les personnes âgées ont-elles besoin d'utiliser la réminiscence?

Tout d'abord parce que l'évocation des souvenirs les aide à faire un travail de deuil concernant toutes les pertes qu'elles ont vécues et parce qu'elle leur permet de maintenir une bonne estime d'elles-mêmes. Des travaux de recherche ont mis en évidence qu'une bonne estime de soi facilite une adaptation positive aux difficultés du grand âge.

Lorsque la personne âgée perd ses rôles, ses relations, une partie de ses possessions, son estime d'elle-même prend un sérieux choc, et le fait de pouvoir se souvenir et raconter ce dont on se souvient à une personne intéressée joue un rôle extrêmement bénéfique sur le plan de la santé et de l'adaptation aux phénomènes du vieillissement.

Trois sortes de réminiscences

Les chercheurs ont mis en évidence que la manière de se souvenir varie considérablement d'une personne à l'autre; il existe trois types de réminiscences:

❶ **La réminiscence halo** consiste à glorifier le passé et à déprécier le présent. «Dans le temps, les gens savaient travailler, j'étais debout à 5 h tous les matins, sept jours sur sept, et je n'en suis pas mort, alors qu'aujourd'hui ils ne se rendent pas compte, les jeunes, des avantages qu'ils ont!»

❷ **La réminiscence justification** consiste à justifier le passé, à parler des buts non atteints, des vœux non exaucés. «Ah! si seulement mes parents avaient eu les moyens, j'aurais fait des études!» — «Vous savez, je n'ai jamais pu faire ce que je voulais faire, j'ai dû m'occuper de mes frères et sœurs; vous comprenez, j'étais l'aînée! Mais je vous assure que, si je pouvais recommencer ma vie, je ne m'y prendrais pas comme ça! Ah! non!»

❸ La réminiscence histoire de vie consiste à raconter les exploits et épisodes significatifs de la vie avec beaucoup d'enthousiasme. Ceux qui utilisent la réminiscence histoire de vie sont en général très intéressants à écouter. Ils ne cherchent ni à justifier ni à nier les différents épisodes de leur vie. Ils transmettent un patrimoine très important à ceux qui leur survivront.

LES MOYENS

On peut encourager une personne à se souvenir en lui suggérant plusieurs moyens:

❶ l'encourager à écrire des événements passés;

❷ enregistrer les réminiscences et les faire réécouter à la personne;

❸ regarder avec elle des albums de photos;

❹ l'aider à créer des livres de souvenirs;

❺ l'encourager à établir un arbre généalogique;

❻ aborder avec elle des thèmes tels que: la petite enfance, les fêtes de famille, les transports, les soins de santé, la profession, le travail, la nourriture, «la première fois» que la personne a utilisé un téléphone, possédé une télévision, conduit une voiture, les événements liés au deuil, les voyages, les guerres, la mode, le coût de la vie.

EFFETS BÉNÉFIQUES

Voici les effets de la réminiscence:
- Une socialisation augmentée.
- Un isolement diminué.
- Une prise de conscience du vécu relationnelle.
- Une augmentation des autosoins.
- Une meilleure mémoire.

Ainsi, écouter avec attention et plaisir une personne âgée qui raconte son passé, ce n'est pas du temps perdu, ce n'est pas inutile. Au contraire, permettre à cette personne de s'exprimer, même si à certains moments elle ressent de la tristesse et quel que soit le type de réminiscence, c'est confirmer l'importance de cette personne, c'est lui faire savoir qu'elle est respectée, qu'elle est unique et qu'elle compte parmi les autres, que son expérience a eu un sens. C'est lui offrir le cadeau de notre écoute et c'est aussi recevoir beaucoup de ce qu'elle est et de ce qu'elle a été; c'est apprendre comment on devient une personne âgée; c'est échanger de l'affection et de l'amitié.

Petites béatitudes

Voici «Les petites béatitudes» de Joseph Folli.
Bienheureux ceux qui savent rire d'eux-mêmes: ils n'ont pas fini de s'amuser.
Bienheureux ceux qui savent distinguer une montagne d'une taupinière: il leur sera épargné bien des tracas.
Bienheureux ceux qui sont capables de se reposer et de dormir sans chercher d'excuses: ils deviendront sages.
Bienheureux ceux qui savent se taire et écouter: ils en apprendront, des choses nouvelles!
Bienheureux ceux qui sont assez intelligents pour ne pas se prendre au sérieux: ils seront appréciés de leur entourage.
Heureux êtes-vous si vous savez regarder sérieusement les petites choses, et paisiblement les choses sérieuses: vous irez loin dans la vie.
Heureux êtes-vous si vous savez admirer un sourire et oublier une grimace: votre route sera ensoleillée.
Heureux êtes-vous si vous êtes capables de toujours interpréter avec bienveillance les attitudes d'autrui, même si les apparences sont contraires: vous passerez pour des naïfs mais la charité est à ce prix.
Bienheureux ceux qui pensent avant d'agir et qui prient avant de penser: ils éviteront bien des bêtises.
Heureux êtes-vous si vous savez vous taire et sourire même lorsqu'on vous coupe la parole, lorsqu'on vous contredit ou qu'on vous marche sur les pieds: l'Evangile commence à pénétrer votre cœur.
Bienheureux, vous qui savez reconnaître le Seigneur en tous ceux que vous rencontrez: vous avez trouvé la vraie lumière, vous avez trouvé la véritable sagesse.

Penser positif

«La plupart des gens sont aussi heureux qu'ils choisissent de l'être.» (Abraham Lincoln)

«J'ai acheté plusieurs livres que vous avez mentionnés au long des dernières années. Ce qui me choque toujours, c'est l'idée que chaque être humain peut "choisir" d'être heureux ou malheureux. Il n'y a qu'à regarder ce qui se passe autour de nous. Les gens qui vivent la guerre au quotidien, par exemple. Il y a des choses qui se produisent et sur lesquelles nous n'avons aucune prise.»

COMPLEXE

En effet, l'exemple choisi souligne la solidarité, forcée parfois, entre humains, entre pays, entre évolution de la situation économique et emploi. Aucun être humain n'est une île, le poète John Donne l'écrivait déjà, il y a longtemps. Qu'on ouvre son journal ou qu'on allume sa radio, qu'on regarde la télévision ou que l'on écoute ceux qui sont autour de nous, il y a, bien sûr, beaucoup de tristesse, de problèmes, de malheurs, de difficultés de toutes sortes.

Cependant, si chacun de nous prenait le temps de faire un bref et honnête examen de conscience, nous nous apercevrions très vite qu'une bonne partie de ce «malheur» dont nous parlons est ailleurs. Souvent, il est dans le passé, dans le futur ou géographiquement éloigné.

ICI ET MAINTENANT

Ici, maintenant, en ce qui me concerne, qu'est-ce qui me manque pour être heureux? Voilà la vraie question! Qu'est-ce qui me manque pour être reconnaissant, pour vivre pleinement? De grands penseurs de tous les temps ont insisté sur ce point. Ici et maintenant, que suis-je en train de vivre? Non pas hier, non pas demain, mais ici, en ce moment? Le drame, c'est que trop souvent, nous escamotons le présent, cette tranche de vie sur laquelle nous avons un pouvoir, pour nous accrocher à un passé mort ou nous projeter dans un futur encore inexistant.

«C'EST INDÉCENT»...

Cette lettre évoque aussi le souci d'égoïsme. «Si je suis heureuse, alors que d'autres ne le sont pas en ce moment, c'est indécent», y est-il écrit.

Les sages des siècles qui nous précèdent mettent autre chose en évidence. «Qui d'entre vous, d'ailleurs, peut, en s'en inquiétant, ajouter une seule coudée à la longueur de sa vie?», est-il écrit dans l'Evangile de Matthieu. On pourrait aussi paraphraser cela en disant: «Comment, par votre souci ou votre absence de bonheur, porterez-vous secours aux habitants de pays du Tiers-Monde?

LA DISPONIBILITÉ

C'est, au contraire, la paix intérieure, la prise de conscience des privilèges qui sont les nôtres qui peuvent apporter la disponibilité nécessaire.

C'est ensuite cette disponibilité intérieure qui permet de faire quelque chose pour servir la cause pour laquelle nous choisissons de nous engager, ou encore d'envoyer de l'énergie positive ou de prier pour ceux qui passent par l'épreuve.

Six grands aspects à retenir

Il y a six grands aspects à retenir pour «choisir» de vivre positivement sa vie:

❶ **L'importance des pensées.** Les pensées créent les sentiments. Choisissons donc nos pensées, regardons ce qui est beau autour de nous, laissons venir les souvenirs heureux, entourons-nous de choses belles, lisons de beaux textes, écoutons de la musique harmonieuse.

❷ **Chaque personne est un aimant.** La qualité des pensées que nous avons est à la base de tout. Ce sont les pensées qui forment nos croyances, et nos croyances façonnent nos attentes. Ensuite, la réalité se construit sur la base de ces attentes. La personne qui répète sans cesse: «Oh! moi, je me fais toujours avoir, c'est comme ça!», cette personne invite les problèmes. Quelque part au fond d'elle-même, elle consent à son sort.

❸ **Toute nouvelle circonstance de vie peut être utilisée pour apprendre et pour grandir.** Même les épreuves sont une possibilité d'apprentissage. Une grande entreprise européenne n'engage aucun cadre supérieur qui n'ait pas surmonté une crise de la vie ou un échec professionnel. Les responsables de cette société ont constaté qu'une personne qui a été capable de surmonter l'adversité présente plus de garanties qu'une autre de pouvoir à nouveau agir positivement si une crise survient.

❹ **Pouvoir se donner pleinement au présent.** Pour ce faire, il est indispensable de lâcher prise au passé, de laisser partir le ressentiment, de guérir les souvenirs douloureux. Il s'agit là d'un travail fondamental. Tant de gens sont incapables de vivre le bonheur présent tant ils sont occupés à ressasser le passé, ce qui aurait pu être, ce qui aurait dû être, ce qui n'a pas été.

❺ **Faire confiance.** Pour être heureux dans le présent, pour être attentif à l'événement, pour adhérer à la réalité de l'instant, il est nécessaire de «faire confiance». A qui? A soi-même, à ses capacités, aux autres, à ceux qui nous entourent et surtout à la Providence ou à ce qui nous en tient lieu. Au-delà de ce que nous voyons, au-delà des aspects négatifs de la vie sur cette planète, il y a un grand ordre qui nous dépasse. Bien sûr, nous sommes cocréateurs de ce grand ordre, nous avons à prendre fidèlement notre responsabilité à notre niveau, puis à «faire confiance».

❻ **Se centrer sur la dimension de l'amour.** L'amour harmonise, équilibre, unifie. L'amour enrichit notre être et notre vie. Plus nous donnons de l'amour, plus nous avons de l'amour. Des millions de livres ont été écrits sur le pouvoir guérissant de l'amour. La difficulté consiste à passer de la parole à la pratique. Ainsi, chaque jour, il est important de chercher de nouveaux moyens de manifester concrètement cet amour à tous ceux que nous rencontrons.

Quotidiennement

Lincoln avait raison: «La plupart des gens sont aussi heureux qu'ils choisissent de l'être.» Bien sûr, cela n'est ni facile ni mièvre. Il s'agit d'une décision quotidienne et d'une attention constante qui demande force et persévérance.

A MÉDITER...

Vous êtes un atelier de production, ouvert vingt-quatre heures sur vingt-quatre, en train de créer des pensées. Certaines sont utiles, d'autres pas, certaines sont même complètement folles. Et vous avez le choix de sortir de toute cette production ce qui peut vous être utile maintenant. N'est-ce pas merveilleux?

Virginia Satir

Dire ou ne pas dire

«Mon père s'est suicidé, mais je n'en ai jamais parlé ni à mon mari ni à mes enfants, ai-je eu tort?»

Tout d'abord, chère Madame, il n'y a ni bien ni mal dans votre décision de taire la manière dont votre père est décédé; vous avez fait ce qui, à votre avis, était juste, même si cela n'a pas toujours été facile. Chaque personne, dans toute circonstance, agit au mieux de ce qu'elle sait ou peut au moment de l'action, comme le souligne le grand psychiatre Viktor Frankl.

Vous avez tu la mort choisie de votre père pour éviter de «donner des idées aux autres», c'est tout à votre honneur. Cependant, le suicide est si fréquent que cette manière de mourir est connue de tous, et qu'au fond de chaque être humain existe la possibilité d'un choix, accueillir la vie tous les jours quoi qu'elle apporte, ou refuser de continuer cette vie.

Dire ou ne pas dire un élément de la vie d'une personne, d'une famille, c'est un aspect de la psychologie qui a été très étudié ces dernières années, et c'est là un thème connu sous le titre: «Les secrets de famille.»

Qu'est-ce qu'un secret?

«C'est un élément d'information non transmis que l'on s'efforce, consciemment, volontairement, de cacher à autrui en évitant d'en communiquer le contenu.» (Guy Ausloos.)

Le secret peut être le fait d'une personne qui n'en a jamais parlé aux autres ou il peut être partagé avec une autre ou plusieurs autres personnes.

A la base d'un secret, il y a toujours de la culpabilité, et c'est cette culpabilité qui empêche la révélation du secret.

Le problème du secret est qu'il limite rapidement toute une partie de la communication dans la famille. Par exemple, dans la situation présentée ci-dessus, votre mari et vos enfants ont dû sentir qu'il ne fallait pas trop creuser quant aux circonstances de la mort de votre père; il se peut qu'ils aient évité de parler de lui, évité de parler de la mort, évité de parler de la relation entre vous et votre père, peut-être même évité de parler de votre enfance et ainsi de suite, afin de ne pas vous solliciter à propos d'un aspect de votre vie qui, comme ils l'ont sûrement ressenti, n'est pas quelque chose dont vous aimez parler.

Il existe un excellent ouvrage sur les liens transgénérationnels, écrit par Anne Ancelin-Schützenberger aux Editions Epi-La Méridienne. Dans ce livre au titre évocateur: *Aïe, mes aïeux!*, l'auteur consacre un chapitre à ce problème du secret et elle évoque le risque que le secret se transmette du parent à l'inconscient de l'enfant, d'une génération à l'autre.

«Tout se passe comme si certains morts, mal enterrés, ne pouvaient pas rester dans leur tombeau, relevaient la dalle et circulaient et allaient se cacher dans cette crypte portée par quelqu'un de la famille — dans son cœur et dans son corps — et dont ils sortaient pour se faire reconnaître et qu'on ne les oublie pas, qu'on n'oublie pas l'événement.»

Anecdote troublante

Un autre psychiatre, Nicolas Abraham, raconte l'histoire d'un monsieur ignorant tout du passé de son grand-père. Ce monsieur est géologue amateur. Chaque dimanche, il va chercher des cailloux, les ramasse et les casse. Comme il est aussi collectionneur de papillons, il les attrape et les achève dans un bocal de cyanure. Alors qu'il est soigné par Nicolas Abraham pour un mal-être important, son thérapeute lui propose de faire des recherches sur sa famille. Le patient découvre alors que son grand-père avait dévalisé une banque et avait été envoyé aux «Bataillons d'Afrique» casser des cailloux et qu'ensuite il avait été exécuté dans une chambre à gaz.
Le patient du docteur Abraham passait ses dimanches à casser des cailloux et à chasser de gros papillons qu'il achevait dans le bocal de cyanure. Ainsi, il exprimait le secret de sa famille.

Que faut-il faire?

Si vous vous posez la question de dire ou ne pas dire, je vous encouragerais, bien sûr, à dire. Ce qu'a fait votre père était ce qu'il pouvait faire de mieux au moment où il l'a fait. C'est-à-dire qu'à ce moment-là, il n'a pas pu voir d'autres solutions, et c'est celle-là qu'il a choisie. Peut-être était-il déprimé ou désespéré ou se sentait-il piégé, dans une impasse! Il a choisi cette solution-là. Il ne s'agit ni d'une maladie ni d'une faute, mais d'une manière parmi d'autres de résoudre un très grave problème de vie.
Chaque fois que quelqu'un qu'on aime choisit cette solution, nous éprouvons des regrets, de la culpabilité.
Peut-être pensons-nous qu'il aurait été possible de trouver des moyens d'éviter ce drame, d'être plus attentifs, plus à l'écoute, plus proches.
En effet, dans toute relation humaine, il y a des imperfections, des difficultés, mais chacun a la responsabilité finale de sa propre vie.

Libérer la parole

Si vous décidez, de parler de la mort de votre père, commencez par votre mari, si votre relation le permet; trouvez un moment, un lieu favorable, puis voyez avec lui comment en parler aussi à vos enfants selon leur âge.
Si vous avez des doutes, je vous encourage à prendre rendez-vous avec un ou une psychothérapeute pour envisager avec cette personne les meilleurs moyens de révéler ce secret de famille et de contribuer ainsi à libérer la parole, à enrichir la communication et à promouvoir une santé mentale maximale dans votre cadre familial.

A MÉDITER...

Il est important de déterminer si nous voulons vraiment la liberté, si nous sommes prêts à risquer les périls d'une renaissance continuelle de l'ancien vers le nouveau avec tous les deuils que cela comporte. Car, en vérité, nous ne faisons jamais un pas en avant sans renoncer à quelque chose qui nous était cher, sans mourir à ce qui était.

Virginal Hanson
Gifts of the Lotus

Savoir faire confiance

Un cadeau

Il s'agit d'un cadeau que l'on reçoit dans les premières années de la vie lorsqu'on est entouré de parents compétents «sur lesquels on peut compter».

Lorsqu'un petit enfant apprend que quelqu'un sera là lorsqu'il aura besoin de quelque chose, lorsqu'il sait que les soins qui lui sont donnés le sont avec amour et habileté, il peut alors développer de la confiance. Il grandit en reportant cette confiance sur les autres, sur ceux qu'il rencontre.

Au contraire, lorsque ce petit humain n'est pas entouré de gens qui sont compétents, il apprend que la vie est imprévisible, qu'il vit dans un monde dangereux, et au lieu de la confiance c'est la méfiance qui s'installe en lui.

La santé du cœur

Depuis 1950, des chercheurs ont mis en évidence les liens existant entre les maladies de cœur et les comportements. Dernièrement, une équipe de recherche de la Faculté de médecine de la Caroline du Nord, aux Etats-Unis, sous la direction du Dr Redford Williams, a pu démontrer les effets particuliers de la méfiance et de l'hostilité sur la santé du cœur.

Pour ces chercheurs, il est urgent d'apprendre à faire confiance, quelles qu'aient été les conditions de notre petite enfance. Le Dr Redford Williams a mis au point un programme en douze étapes visant à soigner son cœur et donc sa vie.

Voici ces étapes:

❶ Contrôler ses pensées cyniques.

Il se peut que vous en ayez de nombreuses durant la journée. Il est important alors de les noter. Achetez-vous un petit carnet sur lequel vous écrivez ce qui a stimulé vos pensées cyniques, ce que vous avez pensé, les émotions ressenties, ce que vous avez fait.

En notant ces incidents, vous deviendrez toujours plus conscient de ces pensées, émotions et actions.

❷ Partager ses problèmes avec quelqu'un.

Dire ce qu'on vit, chercher le support des personnes importantes dans notre vie peut être un acte de confiance qui permet d'aller dans la direction d'une guérison de la méfiance. S'il n'y a personne dans l'environnement, le recours à un psychothérapeute représente une bonne solution temporaire.

❸ Arrêter le processus de pensées cyniques.

Dès qu'elles apparaissent, ces pensées peuvent être arrêtées consciemment et changées en pensées neutres ou plaisantes, positives.

❹ Raisonner avec soi-même.

Lorsque des pensées cyniques se présentent à votre esprit, raisonnez avec vous-même, parlez-vous à vous-même à propos de la situation. «Cette dame âgée fait du mieux qu'elle peut, elle ne fait pas volontairement "bouchon" au guichet de la poste. Elle a aussi le droit de se tromper dans sa monnaie.»

❺ Se mettre dans les souliers de l'autre.

Une vieille parole de la sagesse indienne

consiste à souligner que personne n'a le droit de critiquer un individu avant d'avoir marché deux kilomètres dans ses mocassins. Voir la situation à partir du point de vue de l'autre fait disparaître la colère, car empathie et colère sont incompatibles.

❻ Apprendre à rire de soi-même.
L'humour est un excellent moyen de diminuer le cynisme. Rire de soi-même permet de beaucoup s'amuser et surtout de diminuer le cynisme.

❼ Apprendre à se relaxer.
Si aucune des propositions précédentes n'a été utile, il existe un autre outil puissant: la méditation. Il s'agit là du moyen le plus puissant pour vider son esprit de pensées indésirables. Il s'agit simplement de s'asseoir sur une chaise confortable, de garder le dos droit, de fermer les yeux et de se mettre en contact avec sa respiration. A mesure que vous prenez conscience de cette respiration, choisissez un mot tel que: sérénité, paix, confiance ou patience, et dites-le à chaque expiration. Au bout de deux, trois semaines de cette pratique deux fois par jour durant dix minutes, vous pouvez sentir la différence positive en vous.

LE LÂCHER-PRISE

❽ Pratiquez la confiance.
Autrement dit, lâchez prise! Acceptez que l'autre prenne la décision. Donnez à l'autre la possibilité de prendre soin de vous.
Au lieu de dire à l'employée d'aéroport: «Je veux le siège 14c», proposez-lui simplement de vous donner un bon siège. Vous verrez combien, souvent, vous aurez encore un meilleur siège que celui que vous vouliez demander.

❾ Apprenez à écouter.
Une posture attentive et une vraie écoute envoient des messages très positifs à l'autre personne. D'autre part, des chercheurs ont mis en évidence que notre cœur est encore plus calme lorsque nous écoutons attentivement que lorsque nous parlons.

❿ Apprenez à être affirmatif.
Etre affirmatif est l'un des meilleurs antagonistes à la colère. Il s'agit simplement de dire ce qui nous pose problème dans le comportement d'une personne, pourquoi il en est ainsi et ce qui pourrait se passer si ce comportement ne changeait pas.
Faites cela en rassurant la personne et en lui disant combien vous tenez à garder des relations positives avec elle.

⓫ Changez de regard.
Imaginez que vous n'avez plus qu'un jour à vivre et regardez les événements et les gens autour de vous avec un regard nouveau. Vous verrez disparaître la plupart des raisons de vous mettre en colère ou d'être cynique.

⓬ Pratiquez le pardon.
Laissez partir le ressentiment, les désirs de vengeance, vous verrez alors qu'un poids s'enlève de vos épaules, que vous retrouvez la sérénité et la confiance.
Ces étapes sont très utiles pour la santé du cœur, mais aussi pour la santé en général: faire confiance, lâcher prise, laisser s'en aller le ressentiment, pratiquer le pardon, voilà qui peut changer la vie.

A MÉDITER...

Bien pauvre tu resteras
Tant que tu n'auras pas découvert
Que ce n'est pas les yeux ouverts
Que tu vois le mieux.

Bien naïf tu resteras
Tant que tu n'auras pas appris
Que, tes lèvres closes,
Il est des silences plus riches
Que la profusion des mots.

Bien maladroit tu resteras
Tant que tu n'auras pas compris
Que, les mains jointes,
Tu peux bien plus agir
Qu'en agitant les mains.

Auteur anonyme
Tiré de *Grandir*

Le temps qui passe

«Pourriez-vous parler de la manière de gérer son temps? Plus les années passent et moins j'ai de temps. Je ne sais pas quoi faire pour mieux m'organiser. A chaque nouvelle année, je prends de bonnes résolutions, je m'achète un agenda tout neuf, et, dès mi-janvier, je suis à nouveau en train de courir après le temps. J'ai même acheté un livre sur ce sujet, mais il était uniquement fait pour des chefs d'entreprise: on leur recommandait de déléguer plus judicieusement. Je suis mère de famille et je travaille à mi-temps tout en étant active dans ma paroisse, je n'ai personne à qui déléguer une partie de mon rôle. Quelles pistes pourriez-vous me donner? Je suis sûre que beaucoup d'autres personnes ont le même problème que moi, j'entends si souvent dire: "Je n'ai pas le temps!" et encore: "Où passe le temps?"»

En effet, la plupart des ouvrages consacrés à la gestion du temps sont particulièrement consacrés aux chefs d'entreprise et aux cadres. Cependant, parmi les conseils qui sont proposés, nombreux sont ceux qui peuvent être adaptés aux mères de famille et aux femmes qui travaillent, dans quelque secteur que ce soit.

Question de volonté

Le problème central dans la gestion du temps, c'est vraiment désirer le gérer. Tant de gens désirent avoir plus de temps, mieux gérer leur temps, ils en parlent, ils voudraient que ça change, il n'y a qu'eux qui y peuvent quelque chose s'ils décident vraiment.

Changer sa relation au temps, c'est parfois changer sa vision de la vie et ses priorités. Le manque de temps est plus souvent imputable à la personne elle-même qu'à son environnement; les points suivants en sont une illustration:
▶ le manque d'ordre;
▶ l'indécision;
▶ la dispersion;
▶ le manque de prévision;
▶ le manque de formation;
▶ le manque de méthode;
▶ la difficulté à dire non;
▶ la difficulté à être réaliste;
▶ le perfectionnisme;
... pour n'en citer que quelques-uns.

Comment prendre le contrôle du temps?

❶ En définissant mes objectifs et mes priorités.
Un formateur nous disait: «Si vous n'avez pas d'objectifs, vous rencontrerez des gens qui en auront pour vous!»
Par exemple:
▶ Quels sont les cinq objectifs les plus importants pour moi dans l'année qui commence?
▶ Où est-ce que je veux être dans cinq ans?
▶ Qu'est-ce qui est important ce mois-ci?
▶ Qu'est-ce qui est important la semaine prochaine?
▶ Quel est mon objectif prioritaire aujourd'hui?
S'arrêter, réfléchir à ces objectifs, écrire le fruit de ses réflexions, c'est reprendre le contrôle de sa vie et de son temps.

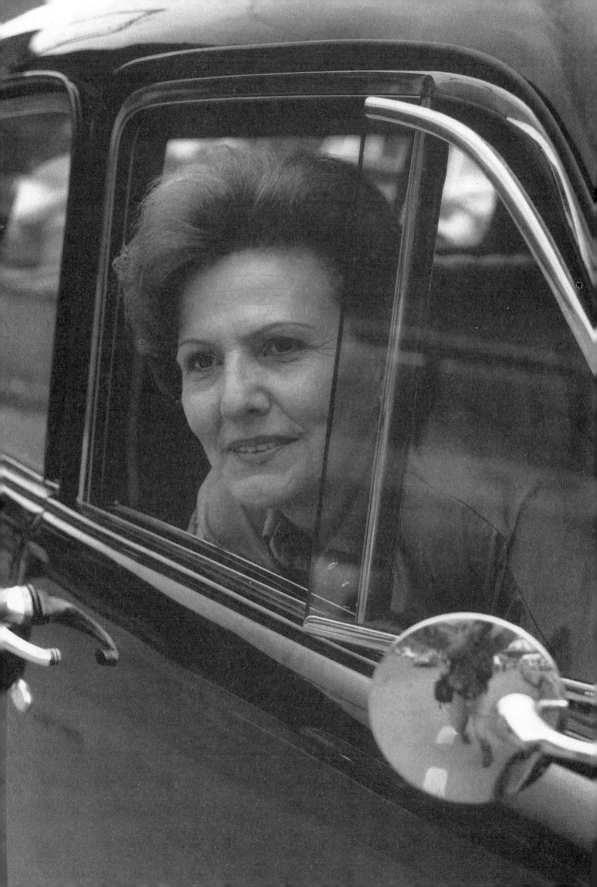

❷ En planifiant:
C'est chaque soir ou chaque matin qu'il est important de fixer de nouveaux objectifs et de considérer ce qui a été fait.
Sénèque disait: «Il n'est pas de vent favorable pour le bateau qui ne connaît pas son port.»
Savoir où on veut aller et comment, c'est l'essentiel.

❸ En s'organisant:
L'agenda n'est pas réservé aux chefs d'entreprise! C'est un moyen de décharger sa mémoire. Il est important de le choisir en fonction de l'emploi qu'on veut en faire et de l'avoir toujours avec soi, d'y écrire lisiblement tous les aspects de la journée à ne pas oublier. L'agenda aide à la planification, permet de visualiser ce qui est à faire.
En y inscrivant aussi les numéros de téléphone les plus usuels, il est possible de gagner beaucoup de temps... et d'argent.

❹ En faisant ce qui est important d'abord:
Ce qui est important n'est pas toujours ce que nous avons envie de faire en priorité. Souvent, nous remettons à plus tard ce qui est plus difficile, ce qui nous déplaît, ce qui prend du temps.
La passivité, la peur du risque, la peur de l'erreur, l'indécision nous freinent, et ce qui est important ne se fait pas au moment où cela devrait être fait. Plus tard, l'important devient urgent, et le stress surgit.
Ainsi, en faisant d'abord ce qui est important quoi qu'il en coûte, il est possible de contrôler son temps.

Pour vous, madame

Gagner du temps dans la vie quotidienne de mère de famille:
▶ Acheter des vêtements faciles à entretenir.
▶ Acquérir des appareils qui font gagner du temps: marmite à vapeur, micro-ondes, machine à laver, machine à laver la vaisselle, aspirateur performant, robot ménager.
▶ Faire les courses en dehors des heures de pointe sur la base d'une liste précise établie en relation avec des menus planifiés.
▶ Remettre les choses à leur place.
▶ Distribuer des responsabilités à chaque membre de la famille
▶ Avoir une literie «à la nordique», grand duvet plutôt que drap de dessus et couverture, ce qui permet même aux enfants de faire eux-mêmes leur lit.
▶ Nettoyer une pièce ou un élément par jour
▶ Garder les tiroirs, armoires, frigo bien rangés.
▶ Utiliser un répondeur téléphonique lorsqu'on est absent ou qu'on ne veut pas être dérangé.
▶ Avoir de quoi écrire à portée de main.
▶ Disposer de plusieurs jeux de clés pour la maison, pour la voiture.
▶ Dégager les surfaces de travail.
▶ Jeter tout ce qui n'est pas essentiel, tout ce qui n'a pas de valeur sentimentale.
▶ Faire une liste de ce qui manque afin de ne pas oublier de l'acheter.
▶ Créer un lieu de communication, par exemple un tableau de liège où chacun peut fixer un message avec une punaise.
Gagner du temps, c'est aussi savoir dire non à des activités inutiles ou à des demandes inopportunes, c'est garder des moments pour soi, pour se détendre, se recréer, pour simplement être.

Temps «perdu»?

A lire certains ouvrages sur la gestion du temps, on en arrive à se demander à quoi sert ce temps qui va être «gagné». L'un d'eux propose d'avoir toujours un livre avec soi afin de ne pas perdre une minute si jamais on doit attendre dans un bureau ou faire la queue à la poste.
Dans une attente, il peut y avoir la possibilité de regarder, de parler avec ceux qui nous entourent, de rêver, de prier, de méditer. C'est souvent lors de moments «inoccupés», où l'on ne «fait» rien que des idées germent, que des décisions mûrissent, que l'inspiration naît.
● Avoir des priorités.
● Se fixer des objectifs.
● S'organiser.

● Gagner du temps en observant des disciplines d'ordre et de bonne gestion... tout cela est important, mais savoir aussi «perdre» du temps gratuitement dans le silence, dans la rencontre avec l'autre, dans le contact avec la nature, cela aussi est essentiel pour vraiment vivre!

A MÉDITER

L'essentiel, c'est
1. *La connaissance adéquate qui apporte les outils nécessaires au voyage.*
2. *La sagesse qui permet de savoir si vous utilisez la connaissance de manière utile.*
3. *La compassion qui permet d'accepter les autres même lorsqu'ils sont différents, avec amabilité et compréhension.*
4. *L'harmonie qui permet de se couler dans le flot de la vie.*
5. *La créativité qui permet de trouver de nouvelles alternatives et de nouveaux chemins.*
6. *La force pour se tenir debout et aller de l'avant en dépit de l'incertitude.*
7. *La paix pour rester centré.*
8. *La joie pour chanter, rire et danser sur le chemin.*
9. *L'amour pour aller vers les plus hauts sommets dont l'homme est capable.*
10. *L'unité qui est le lieu où nous sommes un avec nous-même et avec toutes choses.*

Léo Buscaglia

CHAPITRE 2

PROBLÈMES RELATIONNELS

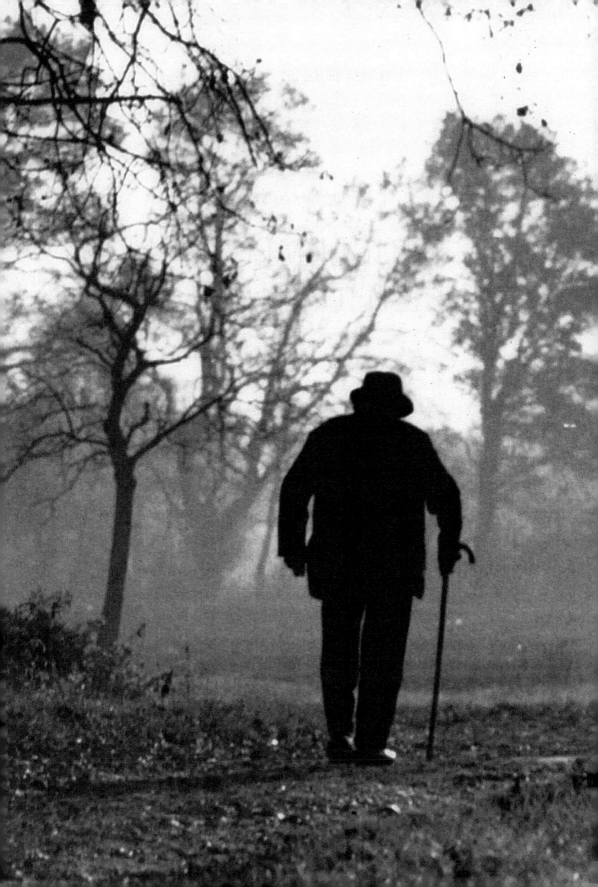

Meubler sa solitude...

Au moment des fêtes, tout particulièrement, la solitude peut peser lourd, elle peut être douloureuse. Il ne s'agit pas toujours de la solitude par absence d'une personne. La plus douloureuse est celle que l'on peut ressentir parmi les autres lorsque le dialogue n'est pas possible, lorsque les relations sont tendues ou lorsque l'amour a fait place à l'habitude, à l'indifférence ou parfois même à la haine.

«Nous n'avons plus rien à nous dire. Heureusement qu'il y a la télévision!» — «Je porte ce poids toute seule, les membres de ma famille ne me sont d'aucun secours, ils ne comprendraient pas...» — «Mon mari perd la mémoire, il n'a plus envie de rien, il est tellement pessimiste...» — «Je ne me suis pas mariée, j'ai soigné mes parents jusqu'au bout, je n'ai pas eu d'enfants et parfois je me sens bien seule dans cette maison de retraite où j'ai peu de visites. Je crois qu'on m'a oubliée...»

Le lot de chacun

La solitude est, comme la souffrance et la mort, le lot de chacun à un moment ou à un autre de la vie. Un jour ou l'autre, nous rencontrons tous notre Gethsémané. Être solitaire, cela peut être: se sentir triste, rejeté, agité, aliéné du reste du monde, nostalgique, «en manque» de quelque chose qu'on peut avoir de la peine à identifier.

Chaque transition dans la vie peut être un passage vers la solitude. Traverser la frontière de l'adolescence, de l'âge adulte, de la vieillesse comporte des aspects de solitude.

Multiples facettes

Les changements qui se produisent sont multiples, et cette marche vers une nouvelle identité favorise, pour beaucoup, des périodes solitaires.

La vie que nous menons aujourd'hui favorise aussi la solitude. Nous vivons dans l'illusion que le travail est la chose la plus importante au monde, que le temps est limité. Nos loisirs favorisent le tête-à-tête avec l'ordinateur ou la télévision, et il arrive ainsi que nous vivions côte à côte sans vivre les uns avec les autres. La diminution de la grandeur des familles, la mobilité et le divorce jouent aussi leur rôle. Combien de lettres ai-je reçu de chefs de familles monoparentales vivant mal leur privation de communion et de communication avec d'autres adultes!

Certains auteurs évoquent aussi le «facteur d'insatiabilité»: quoi que nous ayons, ce n'est pas assez! Nous voudrions avoir plus d'amis, plus de confidents, plus de bonnes journées, plus de plaisir, plus de tout. C'est cette spirale infernale qui nous emmène vers l'insatisfaction et un sentiment de solitude encore plus aigu.

Notre vision

Finalement, l'une des causes courantes de la solitude est en relation avec notre vision de la vie, des autres, de nous-mêmes

Plus nous sommes négatifs, pessimistes, plus nous sommes critiques les uns vis-à-vis des autres, moins nous avons d'amis et plus nous sommes seuls.

Les antidotes

Quels sont les antidotes pratiques de la solitude?

Tout d'abord, apprendre à apprécier sa propre compagnie, à s'aimer, à s'accepter. Parfois, notre éducation nous a incités à croire que les autres étaient mieux que nous, plus intelligents ou meilleurs.

En fait, nous sommes tous uniques, donc différents, et nous avons tous besoin d'apprendre à mieux nous connaître. Plus nous pouvons nous aimer, plus nous pouvons entrer en contact avec les autres sans les submerger de notre besoin de présence et d'amitié.

En effet, le plus grand risque dans l'amitié, surtout dans l'amitié naissante, c'est le désir de posséder l'autre, de le limiter, de lui demander des comptes, de s'approprier cet autre.

Lorsque nous avons pu faire croître une relation d'amour ou d'amitié, rien n'est encore totalement joué. Même dans le plus réussi des mariages ou la plus solide des amitiés, tout ne peut pas être partagé. Un sentiment de solitude existe parfois même lorsqu'on partage le lit de l'autre, car tous les efforts de compréhension que peut faire une personne ne lui permettent jamais de totalement voir la vie et les êtres humains comme l'autre les voit. Il s'agit là d'une réalité à accepter. Plus je m'attends à cette solitude comme à une partie normale et souvent utile de l'expérience humaine, mieux je peux la vivre.

Attentifs aux autres

L'un des moyens les plus certains de surmonter la solitude consiste à répondre aux souffrances qui existent autour de nous. Il ne s'agit pas forcément d'accompagner des personnes en fin de vie ou de passer les fêtes à servir des repas aux déshérités. Malgré tout le bien et l'importance que revêtent ces tâches, elles ne s'adressent qu'à la pointe de l'iceberg de la souffrance.

Répondre aux souffrances qui existent autour de nous, c'est avant tout et surtout être attentifs aux autres, à leur vie, à ce qu'ils traversent comme difficultés. Le Père Rolheiser, auteur catholique américain, disait un jour: «L'une des tragédies de notre société, c'est qu'elle ne se reconnaît le droit de dire de bonnes choses à propos des gens que lorsqu'ils sont morts et de donner des fleurs magnifiques lorsqu'il est temps de les mettre sur leurs tombes.»

La nature toujours

«Ne pourrait-on pas mettre ces fleurs sur leurs tables alors qu'ils sont vivants?» Plus nous vivons dans cette attention aux autres, dans cet intérêt pour eux, moins nous ressentons la solitude.

Finalement, la solitude peut être rendue plus légère par un vrai contact avec la nature. Les plantes, les animaux, tous les phénomènes naturels, lever et coucher du soleil, éclosion des fleurs, chant du vent dans la forêt, tout cela peut nous apporter de la joie, un sentiment de plénitude, et nous amener à prendre ou à reprendre contact avec Dieu ou avec ce qui nous en tient lieu, peut-être même à établir le contact avec une communauté, un groupe de personnes partageant les mêmes convictions.

La solitude est lourde à porter. Elle peut être source de détresse profonde. Elle peut aussi, parfois, être l'élément qui nous pousse à mieux nous aimer, à mieux communiquer avec nous-mêmes, les autres et avec tout ce qui nous entoure.

Sortir de la détresse

La vie est bien autre chose qu'un jardin de roses, cela nous le savons tous. Il y a des jours difficiles à vivre, des situations sans issue, où il convient de lâcher prise et de faire face.
Par mon activité professionnelle, je réalise tous les jours la grande complexité du quotidien.
C'est pourquoi, lorsque je trouve une piste, un moyen qui me semble apporter une nouvelle option, je m'empresse de le partager avec tous mes interlocuteurs.

COMME UN OISEAU

Je viens de lire un article canadien écrit par un psychologue, Bruno Fortin, intitulé «Le point de vue de l'oiseau». A son avis, l'oiseau voit les situations de haut, ce qui lui permet de porter un regard global sur les événements.
Cette autre manière de voir, nous pouvons aussi l'adopter à propos des événements qui nous touchent de très près. Il suffit de se procurer du papier, un stylo et une liste de questions à se poser.
J'ai expérimenté cette approche et ai demandé à quelques amis de l'utiliser aussi. Elle vaut la peine d'être essayée lorsque nous sommes confrontés à des difficultés.

A VOUS!...

Voici ces questions.

❶ Comment en suis-je arrivé(e) à ressentir ce que je ressens? Qu'est-ce que je me suis dit? Qu'ai-je imaginé?

❷ Quel sens est-ce que je donne à cette situation? Qu'est-ce que cela signifie pour moi? Est-ce que je me sens menacé(e) sur le plan de certains de mes besoins?

❸ Est-ce que j'utilise des généralisations excessives dans mes pensées, est-ce que j'amplifie la portée des événements? Est-ce que je dramatise?

❹ Qu'est-ce qui me prouve que cette pensée est vraie? Ai-je des preuves?

❺ Ces preuves sont-elles infaillibles? Peut-il y avoir une autre explication? Est-ce que je pourrais regarder cette situation autrement?

❻ Est-ce que, parfois, je ne considère pas une simple pensée comme un fait?

❼ Ai-je assez d'information pour vraiment comprendre le sens de ce qui se passe? Ai-je besoin de plus d'information? Comment puis-je obtenir plus d'information?

❽ Est-ce que je pense en termes de tout noir et tout blanc? Où puis-je faire des nuances?

❾ Est-ce que je prends des exemples hors de leur contexte?

❿ Est-ce que j'assume que chaque situation est semblable? Cela pourrait-il être différent cette fois-ci? Qu'est-ce qui est différent?

⓫ Est-ce que je traite un événement à faible probabilité de se produire comme un événement à forte probabilité de se réaliser?

⓬ Est-ce que j'oublie mes forces, mes ressources et l'assistance que je peux obtenir d'autrui et d'ailleurs?

⓭ Comment est-ce que je verrais cette situation si je n'étais pas en détresse? Y a-t-il une autre manière de l'envisager? Y a-t-il des avantages que je n'ai pas vus à cette situation?

14 Comment puis-je vérifier certaines hypothèses que je formule à propos de ma situation?

15 Est-ce que j'accorde trop d'importance à des détails qui ne sont pas prioritaires?

16 Est-ce que je pose des questions qui sont sans réponse? Du genre: «Pourquoi est-ce à moi et non à un autre que tout cela arrive?» Il vaut mieux mettre de l'énergie pour trouver des réponses à des questions du type: «Comment puis-je augmenter mes chances d'obtenir ce que je souhaite à partir de ma situation actuelle?»

17 Est-ce que je m'oblige à remporter de grands succès plutôt que de me contenter de faire de mon mieux?

18 Ai-je des attentes réalistes? Ou suis-je en train de me nourrir d'illusions?

19 Est-ce que je me concentre à l'excès sur un événement et que j'en oublie d'autres, également importants?

20 Est-ce que je minimise l'importance des événements positifs de ma vie? Quels sont ces événements positifs? (En établir une liste aussi longue que possible permet d'améliorer son image de soi et de sortir d'un sentiment de déprime!)

21 Est-ce que je considère qu'un événement ou une remarque me concerne particulièrement et personnellement, alors que ce n'est pas le cas?

22 Qu'est-ce que je souhaite? Qu'est-ce que je désire? Comment aimerais-je que cela se passe?

23 Quels sont mes choix, mes options, mes alternatives? Que puis-je faire pour augmenter mes chances de voir se produire ce que je souhaite?

24 Comment verrai-je la situation dans laquelle je me trouve dans deux semaines? Un mois? Un an? Cinq ans?

SORTIR DE NOTRE PUITS

Voilà pour les questions!

Il peut sembler que toute cette introspection soit bien pénible à réaliser. En fait, ce n'est pas le cas.

Un grand nombre de situations de détresse dans lesquelles nous nous trouvons proviennent d'hypothèses mal formulées, de pensées que l'on a confondues avec des faits, d'appréciations trop rapides et superficielles d'un ensemble de circonstances.

Se poser les questions ci-dessus, c'est utiliser son intelligence, son raisonnement pour voir plus juste, plus sainement.

Un sage d'Orient disait: «Lorsqu'un homme est assis au fond d'un puits, il croit le ciel bien petit.»

Sortir de notre puits, regarder autrement les questions qui se posent, voilà une capacité humaine fondamentale!

Lorsqu'on a la chance d'avoir une personne avec qui échanger, parler, chercher, on peut alors lui demander de nous poser ces questions.

Le fait d'exprimer à haute voix les réponses qu'elles suscitent a comme effet de clarifier les problèmes.

A MÉDITER...

Prends le temps de travailler;
c'est le prix du succès.
Prends le temps de penser;
c'est la source du pouvoir.
Prends le temps de jouer;
c'est le secret de l'éternelle jeunesse.
Prends le temps de lire;
c'est la source de la sagesse.
Prends le temps d'être aimable;
c'est la route du bonheur.
Prends le temps de rêver;
c'est la manière d'accrocher ton chariot à
*   une étoile.*
Prends le temps d'aimer et d'être aimé;
c'est le privilège des dieux.
Prends le temps de regarder autour de toi;
la journée est trop courte pour être vécue
*   égoïstement.*
Prends le temps de rire;
c'est la musique de l'âme.

Vieux proverbe irlandais

Avoir confiance en soi

De nombreuses personnes doutent d'elles. Il y a plusieurs raisons à cela. Des moyens d'y remédier existent.

«J'ai 32 ans, un bon métier, du travail, je ne suis pas désagréable à regarder et pourtant j'ai une peine terrible à entrer en contact avec les femmes, avec des copains, à m'affirmer avec mes collègues et mon patron. En bref, je manque de confiance en moi, et cela rend ma vie très difficile. J'ai essayé beaucoup de choses, lu des livres, amélioré mon look, j'ai même été dans une agence matrimoniale, et lorsque j'ai reçu les adresses et photos de femmes à contacter, je n'ai pas osé et j'ai tout laissé tomber. Pourtant, je veux m'en sortir! J'aimerais me marier et avoir des enfants, vivre comme tout le monde, quoi. J'aimerais bien comprendre pourquoi je suis comme ça.»

La confiance en soi dont on parle si souvent est une notion complexe. Elle prend racine dans trois aspects de la vie d'une personne.

L'APPARTENANCE SOCIALE

Tout d'abord, la confiance en soi prend sa source dans les appartenances sociales de la personne. Il y a, dans toute société humaine, une hiérarchie; certains groupes se sentent supérieurs et d'autres sont infériorisés. Le Père Duval, un prêtre-chanteur des années soixante, qui a écrit un livre, *L'enfant qui regardait la lune*, sous le pseudonyme de Lucien, raconte l'histoire de son enfance en tant que petit garçon pauvre dont les autres se moquaient, et combien toute cette époque a laissé des traces douloureuses en lui, l'amenant à utiliser l'alcool pour tenter d'avoir une plus grande confiance en lui-même, avec des résultats très négatifs, bien sûr. Il est plus facile d'avoir confiance en soi lorsqu'on est issu d'une couche de la société qui est fière de son appartenance.

DANS SON CORPS

La deuxième racine de la confiance en soi se trouve dans la manière dont une personne se vit dans son corps physique. Un homme ou une femme qui s'accepte pleinement comme étant de son sexe, sans infériorité ni doute, peut mieux développer une confiance en elle-même. De même, la perception qu'a la personne de son corps joue un rôle important: la taille, la force physique, l'harmonie, la «beauté» de l'ensemble, les traits du visage.

Il est plus facile à une très belle personne d'avoir confiance en elle qu'à quelqu'un de difforme.

SON HISTOIRE PERSONNELLE

La troisième source de la confiance en soi se trouve dans l'histoire personnelle de l'individu, dans la manière dont ont été vécus les événements de l'existence depuis l'enfance et le type d'éducation reçue.

Il existe cinq «périodes sensibles» entre la naissance et la fin de l'adolescence, au cours desquelles l'affirmation de soi, la confiance en soi se développent particulièrement:

❶ Autour de 3 ans, l'apparition du pronom «je» dans le langage ainsi que les premiers comportements d'apparition vis-à-vis de l'entourage. L'enfant veut faire tout «tout seul», il s'affirme contre.

❷ Vers 4-5 ans, c'est l'apparition de la curiosité sexuelle et l'identification au parent du même sexe qui déclenchent des affirmations de soi-même en tant qu'être sexué.

❸ Vers 11 ans, quand débute ce qu'on nomme parfois l'âge ingrat, l'enfant commence à refuser d'être traité comme tel, et il commence à critiquer ce qui fait partie des habitudes et des valeurs de la famille dont il est issu.

❹ Vers 14-15 ans, c'est l'affirmation de soi, liée à la puberté. Le jeune demande de pouvoir disposer de lui-même, il lutte contre les limites qui lui sont données, il rejette les tentatives de protection venant de son milieu, et recherche des relations fortes avec ses copains. Il s'affirme face à autrui, face aux jeunes de l'autre sexe.

❺ Finalement, vers 17-19 ans, c'est la «crise d'originalité juvénile» décrite par Debesse. Le jeune adulte veut vivre sa vie, il rejette les valeurs admises, il est extrémiste dans ses opinions et revendique son indépendance.

L'ATTITUDE DE L'ENTOURAGE

Dans ces expériences successives permettant le développement de la confiance en soi, l'attitude de l'entourage est fondamentale, le climat familial, scolaire, social favorise ou empêche ce développement de la confiance en soi.

Certains chercheurs ont aussi mis en évidence toute l'importance de la relation entre la mère et l'enfant durant les deux première années de vie. C'est en effet sur la base de la confiance établie dans cette toute première partie de la vie que l'enfant développe «le droit d'être lui-même».

La relation au père, qui, lorsqu'elle est bonne, favorise le goût de l'action et du risque, joue aussi un rôle fondamental dans l'acquisition de la confiance en soi.

Il apparait donc, que de nombreux aspects de l'éducation, de l'histoire de vie sont essentiels dans la construction de la confiance en soi. Personne n'a eu une enfance parfaite et bien peu de gens ont eu des conditions de vie idéales entre moins de 9 mois et 19 ans. Malgré cela, nombreux sont ceux qui ont su développer assez de confiance en eux-mêmes pour vivre des vies heureuses, utiles et positives. La personne n'est jamais réduite à la somme des influences qu'elle a subies et aux déterminations génétiques et historiques qui sont les siennes. La motivation, le courage d'être sont eux aussi fondamentaux.

QUE FAIRE?

Comment augmenter sa confiance en soi?

❶ Il y a, bien entendu, le recours à un psychothérapeute ou l'appartenance à un groupe de développement personnel. L'accompagnement par une personne formée à l'aide psychologique permet souvent de commencer le chemin vers plus de confiance en soi.

❷ La lecture de livres tels que *Oser être soi-même*, de René de Lassus, Editions Marabout, ou encore *L'affirmation de soi*, de D. Chalvin, ESF, Paris.

❸ Travailler à changer certaines habitudes personnelles:
▶ regarder les gens en face;
▶ dire ce que l'on veut dire;
▶ serrer la main avec fermeté;
▶ avoir décidé ce que l'on veut et ne pas hésiter;
▶ oser accomplir quelque chose que l'on n'a jamais osé faire;
▶ accomplir tout cela comme s'il s'agissait d'un jeu, de quelque chose de nouveau et de passionnant.

La relaxation dans le cadre de la sophrologie ou d'autres approches peuvent aussi aider.

Il n'y a pas de recettes miracles pour acquérir la confiance en soi. Il s'agit d'une décision à prendre et à reprendre tous les jours, face à chacune des circonstances de la vie, en se souvenant que chaque être humain est unique et important, indispensable à l'histoire du monde.

A MÉDITER...

Evalue ce que tu as à donner et puis, donne-le; peu importe ce que c'est, car lorsque chaque don est offert, il aide à compléter le tout. N'attends pas que quelqu'un d'autre t'extorque tes dons, mais donne volontairement ce que tu as. Ce faisant, tu verras où il s'emboîte dans le tout, comme la pièce d'un puzzle qui, lorsqu'elle est mise en place, complète l'image.

E. Caddy

«Je ne manque de rien...
et je ne suis pas heureuse»

Il faut savoir satisfaire ses besoins de base. «Ma vie n'a jamais été facile! Après une enfance triste où, paraît-il, je n'ai manqué de rien, je suis entrée dans une profession où je ne suis pas heureuse (secrétaire), j'ai épousé un homme ordinaire, j'ai deux enfants de 12 et 14 ans qui vivent les problèmes habituels des enfants de leur âge. Suis-je heureuse? Je n'en sais rien. Je ne suis pas vraiment heureuse, et pourtant, à nouveau, ceux qui me connaissent disent que je ne manque de rien! Pourtant, c'est comme si ma vie était une pièce écrite par quelqu'un d'autre et dans laquelle je serais l'acteur principal qui se conforme aux lignes écrites par l'auteur de cette pièce. Quelque chose n'est pas là, quelque chose qui donnerait du piquant à ma vie!... Je sais bien que beaucoup pourraient m'envier. Quand je vois la tragédie des habitants de certaines parties du monde, j'ai honte, et pour quelques heures je ne pense plus à ma situation. Puis à nouveau, comme un flash, la banalité de mon existence me saute au visage, et je m'en révolte... En me relisant, je me demande si vous allez me comprendre? Une telle lettre peut vous paraître tellement égoïste!...»

Pas de l'égoïsme

Votre message n'est ni banal ni égoïste, il est tout simplement l'expression de ce que vous vivez en ce moment, et à ce titre il a droit au respect.
Oui, avoir un toit, à manger, du travail, un foyer, c'est être déjà parmi les privilégiés de notre planète. C'est être assuré de la satisfaction de ses besoins de base. Cependant, l'être humain est ainsi fait que lorsqu'un niveau de besoins est satisfait, un autre niveau émerge.

Les besoins

Il y a plusieurs décennies, un grand psychologue américain, Abraham Maslow, expliquait cela par la théorie des besoins. Selon lui, nous avons des besoins de base qui doivent être satisfaits pour que notre survie soit assurée. Parmi eux, citons: l'oxygène, l'alimentation, l'hydratation, l'élimination, la mobilisation, la protection du chaud et du froid et le sexe (nécessaire à la survie de l'espèce). Lorsque ces besoins sont plus ou moins comblés, les besoins de sécurité émergent: un toit, une possibilité de gagner sa vie, des moyens de rester en bonne santé, puis une sécurité psychologique devient importante. Le prochain niveau de besoins se trouve sur le plan psychologique: l'amour, l'affection, l'appartenance deviennent essentiels; après quoi les besoins d'estime, de respect apparaissent. Finalement, ce sont les besoins de se réaliser, de trouver un sens à sa vie qui cherchent une réponse.
Il y a au fond de chaque être humain une quête de sens, un besoin de savoir pourquoi il vit, à quoi il sert, d'où il vient et où il va, un besoin de créer, d'être relié aux autres et à une dimension de transcendance.
Pour beaucoup, cette quête est anesthésiée par le conformisme, le matérialisme, les petits soucis quotidiens. Pour d'autres, elle se manifeste par une insatisfaction alors qu'objectivement on ne semble manquer de

rien, sauf peut-être de l'essentiel, c'est-à-dire d'une vraie raison de vivre.

Où aller?

A partir de ce constat, où aller? Il se peut que vous ayez reçu une éducation rigide dans laquelle la joie ne dominait pas. Il se peut aussi que ceux qui vous ont élevée vivaient des circonstances difficiles et que, tout en vous donnant le meilleur d'eux-mêmes, ils ne vous ont pas donné tout ce qui vous était nécessaire. Vous avez cependant appris un métier, créé une famille et su gérer tout cela jusqu'à aujourd'hui. Maintenant, une nouvelle période de vie commence pour vous: vos enfants ont encore énormément besoin de vous et de leur père, la situation économique n'est pas brillante, donc ce n'est pas forcément le moment de changer de travail.

Quels changements?

Des changements peuvent alors se faire ailleurs, après vous être posé quelques questions. Par exemple:
— Que faites-vous pour vous?
— Etes-vous satisfait(e) de ce que vous faites pour vous?
— Sinon, qu'aimeriez-vous changer?
— Quand allez-vous mettre en place ce changement?
— Qu'avez-vous appris de nouveau ces deux dernières années?
— Quels cours avez-vous pris?
— Quelle compétence nouvelle avez-vous acquise?
— Qu'aimeriez-vous apprendre?
— Quand allez-vous commencer?
— Qu'avez-vous fait pour les autres ces deux dernières années?
— Quel pourcentage de votre temps consacrez-vous régulièrement à changer ce qui peut l'être autour de vous (hormis votre famille)?
— Comment avez-vous nourri votre besoin de créer?
— Comment avez-vous nourri la dimension spirituelle qui est la vôtre?

Sa vie en main

L'essentiel est de devenir conscient de la situation dans laquelle on se trouve et de décider de prendre sa vie en main. Plus on est en route, plus on croît, plus la vie devient belle, réelle, passionnante, pas toujours facile, loin de là! mais riche de contacts, de possibilités de créer et de donner.

On peut «ne manquer de rien» et manquer de l'essentiel. C'est là la grandeur de l'être humain qui ne peut se suffire de satisfaire ses besoins de base uniquement. C'est à cause de cette insatisfaction, de cette nostalgie qu'il a escaladé les plus hauts sommets, bâti des cathédrales et accompli les plus beaux actes d'amour et d'héroïsme. Cette insatisfaction, ce sentiment de ne pas être heureux, ce peut être le moteur qui permet d'aller plus loin, de se développer et de trouver finalement le sens de la vie.

A méditer...

Menu à préparer chaque matin. — *2 décilitres de patience, 1 tasse de bonté, 4 cuillerées de bonne volonté, 1 pincée d'espoir, 1 dose de bonne foi. Ajoutez 2 poignées de tolérance, 1 paquet de prudence et quelques brins de sympathie, 1 poignée d'humilité et 1 grande mesure de bonne humeur assaisonnée de beaucoup de bon sens. Laissez mijoter et vous obtiendrez **une bonne journée**!*

Incapable de décider

Ce problème complexe est très courant. Des blocages l'expliquent. Des moyens de surmonter cette difficulté existent.

«J'ai un problème important: je n'arrive pas à prendre des décisions. Je vacille tellement avant de me décider que je perds beaucoup d'occasions, sur le plan professionnel surtout, mais aussi sur le plan personnel.

»Dernièrement, il y avait une offre de poste qui m'intéressait beaucoup. J'ai préparé un curriculum vitae, j'ai réfléchi au pour et au contre tellement longtemps que pour finir le délai d'inscription était passé et que je n'ai pas postulé. Pourtant, j'ai envie de changer de travail, de prendre plus de responsabilités!

»C'est pareil dans mes loisirs. Je voulais perfectionner l'anglais, j'ai fait venir des prospectus, je voulais consacrer mes vacances à cela, j'ai bien lu les prospectus. Et voilà, mes vacances sont finies et je ne suis pas parti en Angleterre.

»Pourquoi n'arrivons-nous pas à nous décider?»

Le problème que vous évoquez est en effet très répandu. A cause de lui, que d'occasions manquées, de vies appauvries! L'incapacité de décider est un problème difficile, nous allons tenter de mettre en évidence les blocages majeurs au processus de décision, puis les moyens de surmonter l'incapacité de décider.

Les blocages

Les différents blocages sont:

❶ La résignation. Afin d'éviter l'anxiété qui existe dans toute décision, les personnes résignées reculent chaque fois qu'il faut choisir quelque chose et agir par rapport à ce choix. La résignation tue doucement l'évolution, la croissance, la réalisation de soi-même.

❷ L'absence de priorité, l'absence de ressenti concernant ce qui est important pour soi dans sa vie. Ceux qui «réussissent» leur vie ont, en général, des priorités claires et agissent en fonction d'elles.

❸ Manque de confiance et mauvaise estime de soi. Une personne qui souffre de ce problème a beaucoup de peine à décider. Elle ne se sent pas capable d'affronter une nouvelle situation ou d'agir dans une direction donnée. Moins elle décide et moins elle a confiance en elle, c'est un cercle vicieux.

❹ Désespoir, dépression, anxiété grave. Plus une personne est désespérée ou dépressive, plus elle est bloquée dans sa capacité de prendre des décisions. Lorsque la dépression est soignée et se guérit, il devient plus facile de choisir. Le problème est qu'il existe de nombreuses dépressions larvées, qui ne sont jamais soignées et qui rendent pénible la vie au quotidien.

❺ Avoir une image de soi irréaliste constitue aussi une situation de blocage. La personne se perçoit mieux qu'elle n'est en réalité (souvent pour contrebalancer un sentiment d'infériorité), elle s'évalue mal et, de ce fait, ne prend pas certaines décisions importantes. Par exemple; «Je ne vais pas poser ma candidature; je suis sûre qu'ils viendront me chercher.»

❻ Dépendance inappropriée des autres et besoin obsessionnel d'être aimé.

«Quelle heure est-il, Jérôme?» — «L'heure que vous voudrez, Monsieur le Directeur!» La personne dépendante n'ose rien décider de peur de déplaire: «Que veux-tu faire ce soir?» — «Ce que tu veux, mon chéri!»

❼ La quête obsessionnelle de compliments. Le désir désespéré d'être admiré et applaudi est un blocage terrible dans le processus de décision, car ce besoin prend le pas sur tous les autres, et toutes les décisions deviennent dangereuses.

❽ Le syndrome «Dom Pérignon» ou le problème du perfectionnisme. Le psychiatre américain T. I. Rubin a inventé ce terme pour désigner les gens qui mourront de soif plutôt que de boire autre chose qu'un champagne de grande qualité. Pour certaines personnes, rien n'est jamais assez bien, assez parfait; elles attendent ce qui sera assez parfait pour elles et ne se décident jamais.

❾ Croire, d'une manière chronique, que quelque chose de mieux se présentera et critiquer ce qui est possible et disponible. Ces personnes attendent le Père Noël, elles ont des illusions concernant la réalité, elles ne veulent pas la voir en face et attendent le miracle.

❿ Avoir peur de s'en vouloir si la décision prise n'est pas la bonne. Toute décision comporte un risque. Il est impossible de tout contrôler, et décider peut, en effet, se révéler désastreux. En fait, même lorsqu'on a mal choisi, on a acquis une expérience nouvelle, il y a croissance.

⓫ Etre aveugle aux différentes options. Il est nécessaire d'avoir des options pour pouvoir choisir. Lorsqu'une personne est victime de très fortes pressions, la fatigue, la maladie, la présence de forces contraires amènent à croire que l'horizon est bouché, qu'il n'y a pas de choix.

Il existe encore d'autres blocages, mais ceux qui sont décrits ici représentent les difficultés essentielles qui sont à surmonter lorsqu'une décision doit être prise.

Des solutions

Comment sortir des voies sans issue décrites ci-dessus?

❶ La première stratégie consiste à se reposer. Lâcher prise, se changer les idées, dormir ou faire autre chose, tout cela permet à l'esprit de se reposer et rend la prise de décision plus facile.

❷ Accepter l'imperfection. Toutes les choses de la vie sont imparfaites. Aucune décision n'est totalement bonne. De plus, éviter de décider consiste à prendre une décision, celle de ne rien faire, ce qui n'est pas souvent une bonne décision!

❸ Se souvenir du fait le plus important. «Il est extrêmement rare qu'une décision soit vraiment meilleure qu'une autre.» (C'est ce qui ressort d'études faites à propos de la prise de décision!) C'est l'engagement et l'intelligence mis au service d'une décision prise qui font d'elle une bonne décision.

❹ Se mettre au contact de ses vrais sentiments. Suspendre tout jugement, toute critique et tout raisonnement logique pour se laisser reconnaître ce que l'on ressent.

❺ Revoir sa liste de priorités. Qu'est-ce qui est vraiment important pour moi aujourd'hui? Quelles sont mes valeurs fondamentales?

❻ Trouver une personne extérieure capable d'écouter et de poser de bonnes questions sans m'influencer ou me donner des conseils.

❼ Ecrire ce que j'ai décidé, et me mettre en route.

Souvenez-vous que l'être humain est le seul dans la création à être doué du pouvoir de choisir et de décider consciemment. Ce n'est pas toujours facile, mais c'est aussi extraordinaire!

A MÉDITER...

Celui qui donne un coup de pioche veut connaître un sens à son coup de pioche. Et le coup de pioche du bagnard qui humilie le bagnard n'est point le même que le coup de pioche du prospecteur qui grandit le prospecteur. Le bagne ne réside point là où des coups de pioche sont donnés... Le bagne réside là où des coups de pioche sont donnés qui n'ont point de sens, qui ne relient pas celui qui les donne à la communauté des hommes

Saint-Exupéry
Terre des hommes

Du bon usage de la colère

«Nous sommes mariés depuis près de quinze ans, et durant tout ce temps j'ai souffert des colères de mon mari. Je me demande si je ne vais pas le quitter quand les enfants sortiront du giron familial. Nous nous entendons relativement bien sur de nombreux points, nous aimons les mêmes sports, avons les mêmes valeurs. Mais dès qu'il y a un "cheveu sur la soupe", mon mari sort de ses gonds et je ne peux plus le supporter. Ayant été élevée dans une famille unie où il y avait peu de conflits et en tout cas pas d'expression de colère, c'est toujours moi qui abandonne pour que mon mari se calme. Je n'en peux plus!»

Comprendre ce qu'elle est

La colère est une émotion, quelque chose que nous ressentons lorsque nous vivons une frustration. Nous ressentons de la colère lorsqu'on envahit notre territoire, lorsqu'on nous enlève quelqu'un ou quelque chose, lorsqu'on attaque notre personne, nos proches, des objets auxquels on tient, lorsqu'un obstacle quelconque se dresse sur notre chemin. Etre humain, c'est ressentir de la colère de temps en temps. La colère peut servir de moteur qui nous aide à aller de l'avant lorsqu'elle est bien gérée. Le grand défi auquel nous devons faire face concernant la colère est de maîtriser l'énergie et le pouvoir qu'elle donne sans endommager nos relations, notre santé ou notre vie.

Beaucoup de gens confondent la colère avec la violence et l'agression, alors que c'est bien différent: la colère est quelque chose que l'on ressent, et l'agression ou la violence est quelque chose que l'on fait ou que l'on dit.

La colère peut être exprimée de plusieurs manières différentes, positivement, de manière constructive, ou de manière destructrice.

La colère constructive a quatre fonctions:
❶ communiquer sa douleur;
❷ changer une situation pénible;
❸ prévenir la répétition de situations pénibles;
❹ améliorer la communication et solidifier la relation.

Son expression

Comment la colère peut-elle être exprimée?
a) Colère passive. — Cette sorte de colère n'est pas exprimée, celui qui l'éprouve ne l'admet même pas, il lui donne un autre nom. Il se met en situation de victime, induit de la culpabilité envers son entourage et, lorsqu'on lui demande ce qu'il a, d'un ton excédé il répond qu'il est fatigué.
b) Colère agressive. — Cette colère-là peut être physique, la personne peut frapper l'autre, claquer les portes, jeter des objets et les détruire, crier, blâmer, être sarcastique.
c) Colère passive-agressive. — La personne qui éprouve cette colère a l'air calme en surface, mais en fait est agressive à l'intérieur. Paul demande à sa femme d'inviter à dîner un de ses collègues de travail. Jeanne n'en a pas envie. Cependant, elle ne dit rien de ce qu'elle ressent, accepte superficiellement et brûle complètement le rôti prévu, «accidentellement» bien sûr!
d) Colère indirecte. — Il s'agit là d'une colère qui n'est pas exprimée à la personne qui en est «la cause», mais à quelqu'un

d'autre. Il se forme ainsi des triangles dans la famille entre un parent et les enfants: le père parlant à sa fille de la colère qu'il a contre sa femme ou le patron exprimant à un employé la colère qu'il a contre son associé.

e) Colère affirmative. — C'est la colère exprimée positivement: la personne qui ressent de la colère l'exprime clairement, fermement. Elle exprime ses besoins et pose ses limites. Cette personne prend la responsabilité de ce qu'elle ressent plutôt que de blâmer les autres:

«Je suis très fâchée parce que tu ne m'a pas appelée pour me dire que tu ne rentrerais pas avant minuit, et depuis 19 h je me fais du souci à ton propos.»

Peu de gens ont appris à exprimer leur colère affirmativement et d'une manière constructive. Dans notre culture, la colère a souvent été réprimée, niée, déplacée. C'est pourquoi les modes d'expression passifs, passifs-agressifs ou indirects sont si fréquents.

Il se pourrait que dans la situation décrite plus haut le mari s'exprime agressivement alors que l'épouse utilise de la colère passive ou indirecte et que tous deux puissent apprendre d'autres stratégies.

COMMENT PROCÉDER?

❶ Tout d'abord, clarifier ce dont il s'agit vraiment. Lorsque deux personnes sont en colère à propos d'un détail, par exemple dans quel restaurant se rendre, bien souvent le problème est plus profond, c'est plutôt: «Qui va décider en fin de compte d'entre nous deux?» que: «Où allons-nous manger?»

❷ Se donner du temps. Lorsque la colère est là, tout semble urgent, et souvent ça ne l'est pas. Ainsi, prendre une respiration profonde, ralentir et rester calme peut être un moyen excellent de ne pas entrer dans la colère agressive.

❸ Reconnaître que les deux protagonistes sont des personnes uniques et différentes, même s'il s'agit d'un couple, et que chacun a droit à ses sentiments et à ses opinions.

❹ Rester ouvert! Voilà peut-être la démarche la plus difficile dans la colère! Tant de gens ont tendance à se fermer lorsqu'ils ressentent de la colère ou lorsqu'on leur exprime de la colère. Ils se retirent et prétendent que tout va bien, ils quittent la pièce, font autre chose ou «font la tête», boudent.

Malheureusement, dans ces cas, l'échange d'information diminue et parfois cesse, ce qui ne fait qu'augmenter la colère en soi-même et chez les autres.

❺ Connaître les différentes intensités de la colère. La répression de la colère, si fréquente chez nous, contribue à ce que beaucoup d'adultes ne savent pas utiliser le minimum requis pour obtenir le changement désiré.

Au lieu de dire au mari qui rentre tard pour le repas: «Jacques, je n'aime pas attendre lorsque le repas est prévu pour une heure précise. Je me sens démotivée pour te préparer des plats que tu aimes!», l'épouse ne dit rien, elle regarde l'horloge, fait du bruit dans la cuisine et fait preuve d'irritation.

Si cela se reproduit une ou deux fois, elle va exploser tout à coup et entrer dans une «colère noire» qui sera de très haute intensité, alors que, si elle l'avait dit clairement la première fois, elle n'aurait pas eu besoin d'accumuler son ressentiment.

EN CONCLUSION

La colère est une émotion éprouvée par tous les humains. Elle peut être constructive et utile. Mais pour cela il faut apprendre à la communiquer dès qu'elle est ressentie, dans le calme et d'une manière polie au lieu d'attendre et d'accumuler cette colère.

Lorsque quelqu'un ne sait pas se contrôler et attaque fréquemment verbalement ou physiquement une autre personne avec qui il est en désaccord, des mesures d'urgence s'imposent, car le temps de l'esclavage est révolu.

Il est possible d'apprendre à gérer la colère dans des groupes de développement personnel ou avec l'aide de conseillers conjugaux s'il s'agit d'un problème de couple.

A MÉDITER...

Il n'y a d'amour
Que dans la liberté
Il n'y a d'échange
Que dans l'instant
Il n'y a de vie que dans le changement
De gaieté et de rire
Que dans le mouvement
Accepter la vie
C'est oser tout lâcher
Laisser voguer au loin son passé
Sans retenir ni amasser
De souvenirs exaltés.

Christian Tal Schaller

Douze étapes pour pardonner

Le pardon n'est pas un acte unique, mais bien une sorte de pèlerinage intérieur.
Pour aborder la problématique du pardon, l'ouvrage de référence est celui du Père Jean Monbourquette, d'Ottawa, intitulé: *Comment pardonner*, Editions du Centurion, 1992. L'auteur de cet ouvrage, spécialiste reconnu en matière de théologie et de psychologie, postule que le pardon n'est pas un acte unique accompli en une fois, mais bien une sorte de pèlerinage intérieur qui passe par les douze étapes que voici:

❶ Ne pas se venger et faire cesser les gestes offensants.
Le chemin vers le pardon nécessite deux décisions: a) tout d'abord celle de ne pas se venger, et b) faire cesser la situation d'offense. Il est inutile de vouloir pardonner alors que la situation offensante continue. Une femme battue ne peut pas pardonner à un conjoint qui continue de la battre. Elle doit sortir de cette situation, clarifier les choses sur le plan légal, et après seulement mettre de l'énergie à pardonner.

❷ Reconnaître sa blessure.
C'est s'avouer sa souffrance: oui, cette personne m'a fait mal ou me fait mal, elle m'a offensé, et je souffre de cela. Nier l'offense, tenter d'en minimiser l'impact, éviter de reconnaître la honte, l'humiliation qui suivent l'offense utilise un mécanisme de défense qui ne permettra pas d'arriver au pardon réel.

❸ Partager sa blessure avec quelqu'un.
L'un des aspects les plus insupportables de la blessure, c'est de la porter tout seul. Ainsi, raconter son histoire à quelqu'un qui est capable d'écouter sans juger, sans moraliser, sans vouloir à tout prix donner des conseils, cela permet de voir ce qui est arrivé dans une perspective plus large.

❹ Bien identifier la perte pour en faire le deuil.
Il est important de faire un inventaire précis des pertes causées par l'offense, puis d'accepter d'être en deuil de ce qu'on a perdu, en d'autres termes, d'identifier sa blessure pour mieux la soigner.
Il arrive assez fréquemment que le côté pénible dans une offense donnée ne soit pas en relation unique avec l'événement présent, mais bien lié à des situations vécues dans l'enfance. C'est particulièrement vrai lorsque l'offense est en relation avec la réputation, les biens physiques, l'attachement aux proches.

❺ Accepter la colère et l'envie de se venger.
Aussi longtemps que l'on refuse de reconnaître la colère au fond de soi, on lui permet de pourrir et de se transformer en rancune et en haine.
La colère bien utilisée permet de défendre ses valeurs, ses limites; elle peut servir à enlever les obstacles sur le chemin de la communication. La colère est une forme d'énergie qu'il faut, bien sûr, contrôler et utiliser positivement.
L'envie de se venger est, elle aussi, normale et saine. Plutôt que de tenter de chasser ces idées, ou images, il est recommandé de les laisser passer dans l'imagination, comme un film, sans lutter contre elles. Petit à petit, elles s'en iront.

❻ Se pardonner à soi-même.
Il s'agit là d'un point clé dans les étapes du

pardon. Lorsqu'une personne est offensée par une autre, son harmonie intérieure vacille et il arrive qu'elle s'en veuille: d'avoir été naïve, d'avoir cru à des mensonges, d'avoir voulu jouer au sauveur, de s'être laissé avoir, d'avoir manqué de perspicacité, etc.

Se pardonner tout cela, c'est la condition *sine qua non* permettant de pardonner à autrui.

❼ Comprendre son offenseur.

Lorsqu'on cesse de blâmer, il devient possible chercher à comprendre ce qui a conduit l'offenseur à agir comme il l'a fait. Apprendre à connaître la vie de celui qui nous a fait du mal, ses conditionnements, et peut-être même parfois ses intentions positives, tant il est vrai que certaines offenses ont été commises à partir d'une bonne intention qui a dérapé. Comprendre l'offenseur, c'est reconnaître sa valeur en tant qu'être humain. C'est aussi accepter son mystère.

❽ Trouver dans sa vie un sens à l'offense.

Rien n'est jamais blanc ou noir. De très nombreuses personnes ont appris à trouver un sens constructif à l'échec, à la blessure. Il arrive que ce soit à travers un choc dû à une offense que la vie est transformée d'une manière positive. L'offense peut être utilisée comme expérience d'apprentissage.

Cela ne peut pas se faire trop tôt après l'offense, bien sûr!

❾ Se savoir digne de pardon et déjà pardonné.

A plusieurs reprises dans son histoire, chaque personne a déjà été pardonnée. Cela facilite le pardon. Pour ceux qui acceptent l'idée d'un Dieu qui pardonne, il y a possibilité de se savoir acceptés inconditionnellement.

❿ Cesser de s'acharner à vouloir pardonner.

Le pardon n'est pas une obligation morale. Il ne peut pas être l'objet d'un commandement. Il s'agit plutôt d'un long chemin, une sorte de transformation intérieure qui prend du temps.

⓫ S'ouvrir à la grâce de pardonner.

Accorder le pardon, c'est souvent recourir au secours divin. Pour cela, il est nécessaire de réajuster les images fausses d'un Dieu justicier, tracassier et vengeur, pour passer à une conception d'un Dieu d'amour.

Il s'agit là de la vision chrétienne du Père Monbourquette. La plupart des autres religions et la dimension spirituelle vécue hors du christianisme par de nombreuses personnes aujourd'hui apportent, elles aussi, une lumière sur cette étape.

⓬ Décider de mettre fin à la relation ou la renouveler.

Pardon et réconciliation sont deux démarches différentes. Parfois, la suite du pardon, c'est la réconciliation. Dans ce cas, il est impossible de se retrouver comme avant l'offense. Il y a reprise des relations sur une autre base.

Il arrive aussi que le pardon soit donné et que la relation cesse pour différentes raisons. Le pardon n'en est pas moins bénéfique pour l'offensé et pour l'offenseur.

Au terme de ce voyage en douze étapes, nous souhaitons bonne route à ceux qui désirent pardonner.

Bénéfique, le pardon n'est pas un acte simple. Il implique des prises de conscience et parfois un long processus.

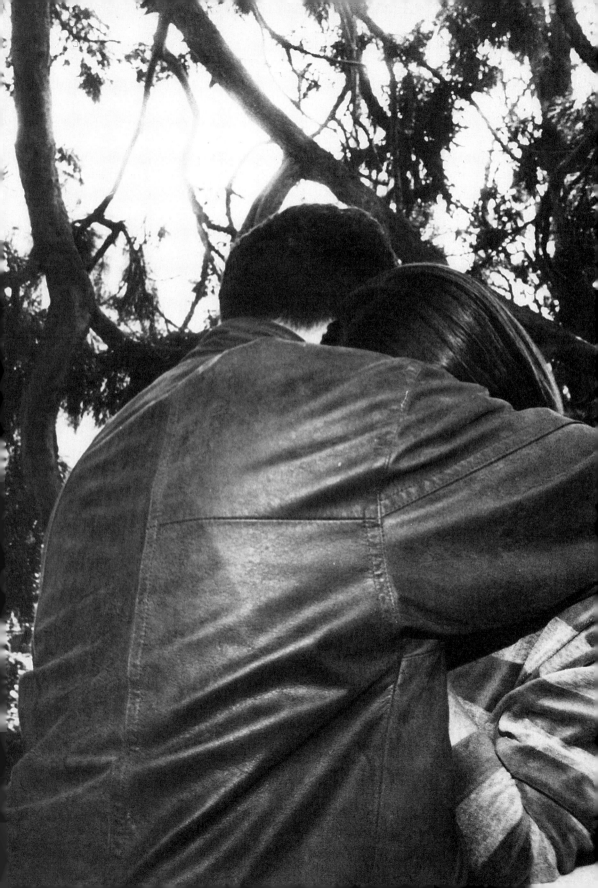

À MÉDITER...

Je veux me pardonner de rechercher l'inaccessible étoile; d'être fragile; d'avoir honte de ma douleur; de m'accuser dans mon malheur; d'entretenir le désir d'une perfection inaccessible; de m'être fait complice de mon persécuteur; de m'être mis en dehors de mon cœur; d'avoir ruminé des accusations blessantes à mon égard; de n'avoir pas été capable de tout prévoir; de me haïr sans compassion; de me sentir impuissant à accorder le pardon aux autres.
Bref, je veux me pardonner d'être humain.

J. Monbourquette

CHAPITRE 3

RELATION DANS LA FAMILLE

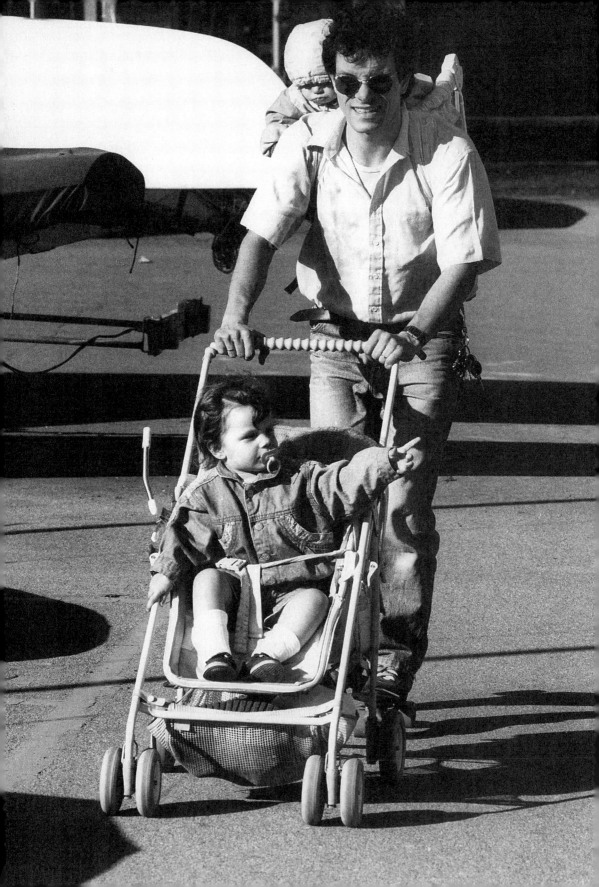

Père et fils: se parler

Depuis quelques décennies, les relations entre hommes et femmes ont un peu changé. Les femmes sont plus actives dans la vie professionnelle, politique.

Cependant, la réalité globale de notre société ne reflète pas encore cette évolution. Il existe encore des disparités salariales inexplicables; le travail domestique est encore loin d'être partagé également.

Évolution des rapports

Une autre évolution est en cours, moins visible, bien que pleine de promesses. Il s'agit de la modification des relations entre père et fils, plus généralement entre les pères et leurs enfants.

Pour de nombreux jeunes hommes d'aujourd'hui, la famille est une priorité. Ils désirent «avoir» des enfants; non plus seulement procréer et ensuite subvenir aux besoins de la famille, mais participer à l'éducation, être proches de leurs enfants et même leur donner des soins dès la toute petite enfance.

Ces hommes sont arrivés à comprendre que la force n'a pas besoin d'être «rude», que la tendresse n'est pas réservée aux relations mère-enfant.

Ces nouveaux pères éprouvent un immense plaisir à raconter une histoire à leurs enfants pour les endormir. Ils apprennent à parler, à échanger, à dialoguer avec leur progéniture. Ils ne se voient plus comme des patriarches distants et autoritaires.

La proximité

Le médecin Alice Miller a bien mis en évidence, dans ses différents ouvrages, entre autres dans *C'est pour ton bien*, à quel point l'imposition d'une discipline sévère par des personnes en autorité, qui sont froides et distantes, ne produisait souvent que de petits Hitler. L'acquisition d'une bonne image de soi-même, la discipline acceptée, la vraie considération pour les autres, prennent leur source dans une éducation fondée sur la proximité, sur le dialogue, sur l'expression de l'amour inconditionnel, et non pas dans la peur.

C'est pourquoi on peut se réjouir de cette évolution qui commence.

Toutefois, pour de nombreux fils et de nombreux pères d'aujourd'hui, il n'en a pas été ainsi. Le modèle de paternité dont ils ont disposé excluait le dialogue, la proximité et surtout l'expression de la tendresse. «Un homme doit être fort», «Il ne doit pas être une mauviette» et autres messages reçus ont emprisonné cette expression de l'affection que des pères auraient aimé offrir à leurs fils.

Bien sûr, l'amour était profond, mais les moyens de l'exprimer manquaient. L'attachement du père pour ses enfants, particulièrement pour ses fils, passait par des cadeaux matériels, de l'argent, la sécurité d'une vie sans trop de privations.

Ce qui a parfois manqué dans les générations précédentes, ce sont les dialogues, les possibilités de se dire, de communiquer les choses importantes, de se révéler à l'autre, de partager cœur à cœur dans la confiance. Bien des pères d'aujourd'hui n'osent pas ou ne savent pas encore entamer ce cœur-à-cœur si bienfaisant. Mais l'évolution est en cours.

D'AMERS REGRETS

Un homme ayant perdu son père nous confiait: «Je vais au cimetière, sur la tombe de mon père, et je me dis: "Voici un homme que je n'ai jamais vraiment connu; nous ne nous parlions presque pas." Je regrette tellement de n'avoir pas osé partager ouvertement avec lui ce que je vivais, de ne pas avoir pris le risque de le questionner sur ce qui se cachait si bien au fond de lui! Maintenant, c'est trop tard; jamais je ne saurai vraiment qui était mon père!»

Pendant que nos parents sont vivants, osons dialoguer, tenter de les connaître mieux. Le temps où cela est possible est si court!

En tant que parents, disons à nos enfants ce qui se terre au fond de nous et que nous n'avons jamais osé dire.

C'est ce qu'a fait un homme dont le fils est adulte maintenant. Il a écrit la lettre suivante et nous a offert la permission de la publier ici, tout d'abord pour que son fils puisse la lire, mais surtout pour encourager tous les pères qui vivraient la même situation que lui à ne pas attendre qu'il soit trop tard pour s'exprimer.

Voici cette lettre:

LETTRE À MON FILS

Les circonstances de la vie ont fait que tu es arrivé tard dans notre foyer. Certes, tu as été accepté dès la conception et au travers du lait maternel dispensé pendant la première année de vie. Tu es entré dans la vie avec un solide bagage dont nous étions les seuls à connaître la richesse.

Quarante ans d'âge nous séparent. J'avais déjà un établissement horticole en pleine expansion. J'étais accaparé par le travail dans les cultures et le service à la clientèle, exigeant, astreignant. A tel point qu'on ironisait parfois en disant: «Sur sa tombe, on marquera: le travail fut sa vie.»

Et toi, tu as fait ton chemin, un bon chemin, parce que tu as pu vivre ta jeunesse dans l'harmonie, dans une maison bâtie sur le roc, au propre et au figuré. Tu as brassé la terre à pleines mains. L'énergie émanant du sol, même à travers la maison, t'a fortifié. Tu as connu les fleurs, les arbres et tout ce qui fait la vie.

Tu as suivi nos travaux, dès que tu as pu marcher, par jeu et pour qu'on soit ensemble.

Nous avons dialogué à travers la complicité des outils, lorsque tu nous aidais à construire la maison. A 3 ans, tu as pu choisir la tapisserie de ta chambre, c'était aussi un dialogue, à travers la matière.

Tu vois, je me rappelle quelques faits précis qui ont marqué notre cheminement en famille. Tiens, je me souviens avoir modifié les plans de construction d'une serre quand tu as fondu en larmes lorsque je t'ai dit qu'il fallait démolir la cabane que tu avais patiemment construite dans les arbres du jardin.

Et puis, je vois encore ton air émerveillé et incrédule, lorsque, à 15 ans, on t'a offert un poste à souder. Un vrai avec des bonbonnes gravées à ton nom.

Tu vois, c'était ma manière à moi de dialoguer avec toi. Mais si c'était à refaire, je crois que je prendrais aussi le temps de beaucoup plus dialoguer par la parole, parce qu'il y a quelque part, quelque chose de toi qui m'a échappé.

Ton papa.

S'OUVRIR

S'ouvrir, dialoguer sur ce qui est essentiel, dire à ceux qui nous sont proches qu'on les aime, vivre chaque instant comme une occasion qui est offerte de construire ces liens forts qui permettent à la vie d'être vécue dans sa plénitude, ce n'est pas facile, ni possible tous les jours. Cependant, c'est ce qui permet d'aller de l'avant et d'avancer dans la joie.

A MÉDITER...

Je perçois la tendresse comme la possibilité d'aller au-delà de mes jugements, de mes opinions, avis et conseils. Quand j'accepte d'être tendre, mes fils le sont aussi. Il peut y avoir l'échange d'amour et de support mutuel.
A moins que j'accepte d'être tendre et vulnérable avec mes fils, la communication de nos sentiments les plus profonds ne peut pas avoir lieu, nos rêves et nos espoirs ne peuvent pas être partagés.

Harold Lyon
La tendresse est une force

Faire la paix avec ses parents

Un père auquel on en veut, la séparation et le ressentiment durable... Ce problème est relativement fréquent. Il y a des moyens de parvenir à la réconciliation.

«J'ai toujours eu des problèmes avec mes parents. Mon père était autoritaire, il terrorisait toute la famille avec ses colères. Ma mère était soumise, plutôt du côté de ses enfants, tout en craignant de manifester son désaccord avec mon père.

»En fait, je n'ai pas eu une enfance heureuse et dès que les circonstances l'ont permis, j'ai quitté la maison, avec soulagement!

»A partir de là, mes contacts avec mes parents ont été peu fréquents: téléphone pour Noël ou Nouvel-An, lettre de ma mère pour mon anniversaire.

»Le problème que je voudrais vous soumettre est le suivant: il y a quelques jours, j'ai reçu un téléphone de ma mère m'annonçant que mon père était atteint d'un cancer du pancréas, qu'il n'en avait pas pour longtemps et qu'elle pensait qu'il était important que je le voie. Je pense qu'elle a raison et qu'il est important que je le revoie, mais que lui dire? Comment entrer en contact? J'ai l'impression que j'en veux tellement à mon père et en même temps, je suis très ému de penser qu'il va peut-être mourir bientôt.»

Un désir profond

Le problème que vous posez est très important et relativement fréquent. La relation parents-enfants est si centrale, si fondamentale dans la vie de tous les humains qu'elle détermine en grande partie la vie relationnelle qu'ils vont pouvoir élaborer dans leur vie d'adulte. Quelle que soit l'importance du ressentiment éprouvé par les enfants à l'égard des parents, au fond d'eux-mêmes, tous les enfants, quel que soit leur âge, ont un désir profond d'aimer leurs parents et d'être aimés par eux.

De nombreuses personnes pensent pouvoir réprimer, couvrir ce ressentiment. Malheureusement, le ressentiment envers les parents ne peut pas être relégué aux années d'enfance. Il agit comme le feraient une série de petits abcès émotionnels qui se manifestent dans la vie courante chaque fois que des gens ou des situations nous rappellent ceux du passé. Dans ces moments-là, nous sommes anormalement susceptibles ou irrités.

C'est peut-être à travers le lâcher-prise, le pardon, qu'il est possible de changer cet état de choses, de «faire la paix avec ses parents», et de retrouver la liberté émotionnelle et la sérénité.

Comment commencer?

La question que vous posez est: «Comment entrer en contact avec un père pour lequel on éprouve tant de ressentiment?» Nous désirons vous proposer des moyens concrets d'entrer en contact avec lui. En effet, l'important est de gérer ce ressentiment avant d'aller voir votre père, afin de pouvoir vraiment le rencontrer et vivre avec lui dans la paix le temps qui vous reste.

Pour gérer ce ressentiment, pour lui permettre de fondre petit à petit, nous vous proposons quelques approches qui demandent un peu de temps et surtout le désir de changer une situation pénible.

Pour guérir le ressentiment, il s'agit tout d'abord de faire une liste aussi spécifique que possible des souvenirs pénibles et des douleurs émotionnelles que vous éprouvez. Par exemple: «Papa, je t'en veux de m'avoir giflé sans écouter ce que je voulais te dire.» «Je t'en veux d'avoir fait régner la crainte par la force et la colère.» Etc.

«Revoir» son père

Après avoir fait cette liste, nous vous proposons de trouver un endroit confortable dans votre lieu d'habitation, de décrocher le téléphone et de demander que l'on ne vous dérange pas pendant trente minutes. Installez-vous confortablement et visualisez, imaginez votre père dans l'endroit où vous avez grandi. Commencez par lui dire que vous avez envie d'abandonner les ressentiments que vous avez à son égard pour pouvoir retrouver le contact avec lui. Puis lisez-lui la liste des ressentiments écrite précédemment. Laissez venir les émotions qui se manifestent; si vous éprouvez de la colère, criez ce que vous avez à dire, tapez sur votre oreiller, donnez-vous la permission de laisser sortir de vous toutes ces émotions enfouies.

Imaginez aussi, même si cela paraît impossible en réalité, que votre père vous entend, vous comprend et vous encourage à exprimer ce que vous ressentez.

Lorsque vous avez dit tout ce que vous vouliez dire, imaginez-vous avec votre père dans un endroit que vous aimez et visualisez une lumière blanche qui vous recouvre tous les deux.

Lorsque vous avez terminé cet exercice, donnez-vous un peu de temps pour vous reposer en écoutant une musique que vous aimez ou en prenant une douche tiède.

Une lettre à brûler

Si, après cela, vous avez l'impression qu'il reste encore beaucoup de ressentiment à l'égard de votre père, nous vous proposons de lui écrire une lettre dans laquelle vous lui exprimez tout ce que vous ressentez encore de négatif à son égard. Lorsque cette lettre est terminée, deux approches différentes peuvent être utilisées:

❶ vous brûlez cette lettre;
❷ vous lisez cette lettre à un ami proche, à un membre de votre famille, mais en aucun cas à votre père ou à votre mère, et ensuite seulement vous la brûlez. Le fait de la lire à haute voix en présence d'une personne aimée peut être très bénéfique.

Le rencontrer alors

Comment pourrez-vous à nouveau rencontrer votre père d'une manière positive? Rendez-vous à l'hôpital, et approchez-vous de votre père en lui disant, par exemple: «Papa, je suis très touché de ce qui t'arrive. C'est vrai qu'on ne s'est pas vus souvent ces dernières années, mais je veux que tu saches que tu es très important pour moi!» Il se peut que votre père manifeste de l'agressivité ou de la surprise. Cependant, si vous maintenez cet état de paix et que vous lui répétiez en d'autres termes ce que vous venez de lui dire, la qualité de la paix qui est en vous va lui être communiquée, et un contact pourra à nouveau s'établir entre vous.

Sous le ressentiment que vous aurez laissé partir, vous retrouverez ce désir d'amour commun à tous les humains.

L'essentiel est que vous osiez entrer en contact après avoir laissé sortir de vous tous les regrets et les émotions liées à ces regrets.

Perdre un parent est toujours un événement douloureux et, paradoxalement, plus encore lorsque la relation était difficile. C'est pourquoi, plus vous pourrez accompagner votre père dans les temps qui viennent, mieux votre processus de deuil pourra se faire et plus votre cœur (et le sien) pourra guérir.

A MÉDITER...

Malgré les ténèbres et les difficultés, je continue ma route avec force et courage. Je tiens bon, toutes les difficultés s'évanouissent l'une après l'autre et je réalise tous mes buts MAINTENANT.

Affirmation à répéter dans les jours difficiles,
tirée des *Messages de l'Univers*

Réussir la relation mère – fille adulte

Ne plus rester «la petite à sa maman». Longue et difficile entreprise souvent que d'établir une communication normale d'adulte à adulte.

«J'aime énormément ma mère. Elle m'a donné tout ce qu'elle a pu me donner. Aujourd'hui, cependant, il me manque un "mode d'emploi". J'ai 45 ans, elle en a 68, j'ai élevé deux enfants, je suis mariée et j'ai un travail qui me plaît. Malgré cela je n'arrive pas à me positionner face à ma mère, à me comporter comme une adulte face à elle. Chaque fois que nous nous voyons (et d'après elle ce n'est pas assez souvent), ma mère continue à me donner ses avis, à insister pour que je me conforme à son point de vue. Je voudrais avoir une vraie relation d'adulte à adulte avec elle, et pourtant je me sens redevenir une petite fille chaque fois qu'elle n'est pas d'accord avec moi. Comment m'y prendre? Y a-t-il un espoir d'améliorer cette relation?»

Une tâche difficile

Le problème soulevé ici a fait l'objet de nombreuses recherches en sciences humaines: renégocier la relation avec sa mère est l'une des tâches difficiles à accomplir pour de nombreuses femmes. Comment et pourquoi une relation si essentielle et si forte dans l'enfance peut-elle inhiber à ce point des adultes responsables? Les explications sont nombreuses et variées. L'important est de savoir comment transformer cette relation et de croire à cette possibilité de transformation.

La transformation

Emily Hancock, chercheur en sciences humaines, a découvert des éléments intéressants en étudiant les femmes qui avaient pu transformer leur relation avec leur mère. En général, ces transformations se produisaient selon quatre modes différents:

❶ La confrontation dans la colère. — Chantal, âgée de 32 ans, recevait le support de sa mère pour divers problèmes liés à la garde de son fils, lors de ses déplacements. Bien que cherchant à lui être utile, sa mère critiquait sa manière de se coiffer, de s'habiller, de se farder, de jouer son rôle de maman auprès de son fils. Un jour, à propos d'un détail, Chantal réalisa qu'elle venait de recevoir la goutte qui faisait déborder le vase. Elle s'opposa violemment à sa mère en la sommant de réaliser qu'elle se trouvait face à une adulte, mère de famille et directrice du marketing dans un bureau important, et que ses commentaires n'étaient ni désirés ni appréciés. Suite à cette confrontation, Chantal et sa mère prirent un peu de temps pour se remettre, mais dès ce moment la situation devint tout à fait nouvelle entre elles.

❷ Le départ psychologique. — Martine, dont la mère était déprimée et qui se sentait responsable de la voir aussi souvent que possible tout en réalisant qu'elle ne pouvait changer la réalité, décida un jour d'entreprendre une psychothérapie. Face à un autre «modèle de mère», représenté par sa thérapeute, Martine put faire tout un travail intérieur qui l'amena très doucement à poser certaines limites, et surtout à se sentir bien en elle-même même lorsqu'elle choisissait de faire passer d'autres priorités avant les visites à sa mère.

❸ La perte par le deuil. — Pour certaines femmes, ce n'est qu'au moment de la mort de leur mère qu'il leur est possible d'abandonner le rôle de «petite fille» pour devenir pleinement adulte.

Alice, sachant que sa mère était à la fin de sa vie à cause d'un cancer incurable, trouva enfin la force d'être totalement honnête avec elle et vécut quelques mois de communication intense d'adulte à adulte, dont elle ne peut parler aujourd'hui encore sans émotion.

❹ Prendre soin de sa mère ou d'une autre personne proche. — Etre capable de prendre soin de sa mère qui traverse une maladie ou dont l'esprit s'embue, ou encore qui s'approche de la mort, constitue une expérience très forte qui peut modifier fondamentalement la relation mère-fille. A ce moment-là, les rôles se renversent et la fille éprouve des sentiments maternels vis-à-vis de sa propre mère. De nombreuses femmes vivent cette expérience comme un moment crucial à partir duquel la relation se modifie.

DANS L'URGENCE

Il arrive aussi qu'une situation où l'on est appelé à décider dans l'urgence constitue une prise de conscience. Janine, âgée de 40 ans, avait de la peine à s'affirmer face à sa mère. Un jour, sa propre fille, âgée de 18 ans et qui n'avait pas partagé avec sa mère le fait qu'elle était enceinte, fit une hémorragie importante au milieu de la nuit. Le premier réflexe de Janine fut d'appeler sa mère. Subitement, elle prit conscience qu'on ne téléphone plus à sa mère pour lui demander conseil dans une situation de ce genre, qu'à 40 ans on doit être capable de gérer cela seule. Elle fit toutes les démarches nécessaires dans l'urgence, accompagnant sa fille à l'hôpital, et ce n'est que le lendemain matin, lorsque tout fut rentré dans l'ordre, qu'elle appela sa mère pour lui raconter l'épisode.

A partir de ce moment-là, elle se sentit beaucoup plus forte et beaucoup plus libre par rapport à sa mère.

Les circonstances varient. Chaque histoire est unique parce que chaque relation mère-fille est unique.

Cette relation est extrêmement précieuse. Elle peut être aussi extrêmement conflictuelle.

Ce qui est fondamental, c'est de se redire que, à quelques exceptions près, une mère tente de faire tout ce qu'elle peut pour ses enfants, que pour elle ses enfants restent ses enfants, quel que soit leur âge. Modifier la relation afin qu'elle devienne une communication entre deux adultes, cela prend du temps, exige du tact et beaucoup de persévérance et d'amour.

UN PRIX À PAYER

Il s'agit tout d'abord d'identifier ce qui pose problème, de voir s'il est possible d'en parler calmement avec sa mère autour d'une tasse de thé. Lorsque cela n'est pas imaginable, une lettre peut constituer un bon moyen de faire savoir à l'autre ce que l'on ressent. Il peut arriver que seule la confrontation donne des résultats. Clarifier une relation n'est pas toujours facile, ni agréable. Il peut y avoir des larmes de part et d'autre. C'est le prix à payer, mais un prix bien modéré lorsque chacun des interlocuteurs accède à la possibilité d'être authentique, honnête et libre dans la relation.

La qualité de la relation mère - fille adulte n'est pas souvent quelque chose qui se produit naturellement. C'est plutôt l'aboutissement magnifique d'un chemin parsemé d'embûches qu'il est possible de parcourir à l'aide de l'amour, du pardon et du lâcher-prise.

A MÉDITER...

Pourquoi ce contact d'âme à âme est-il si rare? Pudeur? Difficulté d'exprimer ce que nous tenons toujours caché? Même avec ceux que nous aimons, nous accumulons les mots qui entretiennent un bavardage agréable, mais nous ne livrons pas nos vraies richesses.

André Sève

Les parents martyrs

«J'ose à peine vous écrire tant j'ai honte. Mon problème est très particulier: mon fils me bat. Voilà mon enfer décrit en quatre mots. Mon mari et moi avons divorcé il y a dix ans, quand notre fils avait 7 ans. C'est moi qui l'ai élevé durant cinq ans, puis il a voulu aller chez son père, qui s'était remarié. Cela ne s'est pas bien passé avec la belle-mère, et, il y a trois ans, mon fils est revenu vivre avec moi. Il a eu une scolarité déplorable, et depuis un an il ne va plus à l'école, il a commencé un apprentissage, qu'il a quitté au bout de deux mois, et depuis il ne fait rien, il ne gagne rien et a besoin d'avoir de plus en plus d'argent. Je lui en donne un peu, mais ne peux pas répondre à ses besoins croissants. La dernière fois que je lui ai refusé la somme qu'il demandait, il m'a frappée et m'a arraché mon sac à main, où il a pris tout ce que contenait mon portefeuille. J'étais complètement choquée, j'ai pleuré, j'avais peur et surtout beaucoup de peine. Ce n'était pas la première fois qu'il m'insultait, mais il ne m'avait jamais frappée auparavant. Je ne sais plus quoi faire.»

En effet, les parents battus existent. La dégradation des conditions de vie des familles, l'exode vers les grandes villes, le logement en appartements exigus, la télévision qui empêche la communication, les problèmes liés au divorce et les troubles de la personnalité des parents, des grands-parents affectent fortement les relations qui s'élaborent au sein de la famille.
Des consultants à la protection de la jeunesse comme Laetitia Chartier, auteur du livre *Les parents martyrs*, Ed. Petite Bibliothèque, Payot, 1993, soulignent la croissance du phénomène en Occident. Cet auteur souligne aussi les problèmes divers qui expliquent ce type de comportement, tels qu'abandon de l'enfant lorsqu'il était petit, violence vis-à-vis de lui, dépression latente de la mère, problèmes profonds liés à la communication dans la famille.
Ce qui est certain, c'est que les causes sont complexes, aussi bien psychologiques que sociales et économiques.

L'important maintenant n'est pas d'abord de se demander pourquoi un adolescent de 17 ans se comporte de cette manière, l'important est de trouver une solution, et cette solution ne peut provenir que d'une action concertée entre vous-même et des professionnels préparés à s'occuper de ce genre de situation.

SORTIR DE L'ENFER

▶ La première démarche consiste à oser parler de ce qui se passe, de ne pas s'enfermer dans la honte et sous l'emprise de la peur.
Il y a quelques décennies, les femmes battues par leur mari éprouvaient ces deux sentiments, qui parfois les empêchaient d'aller chercher de l'aide. Aujourd'hui, grâce à l'attention portée à cette situation, grâce aux efforts de nombreuses associations, les femmes battues osent de plus en plus chercher de l'aide pour faire cesser leur enfer. Les parents martyrs sont nombreux, et très

souvent ils n'osent pas faire part de leur problème, ils pensent que c'est à cause de leur incompétence que l'enfant qu'ils ont mis au monde et élevé se retourne violemment contre eux.

Aujourd'hui, grâce aux résultats de recherches menées en psychologie, il est clair qu'on ne peut pas poser d'hypothèse simple du genre: «Parents incompétents = enfants délinquants.» De multiples facteurs entrent en ligne de compte, et les travaux actuels sur les liens trans-générationnels mettent en évidence que très souvent les parents ont eux-mêmes vécu des situations extraordinairement difficiles dans leur enfance et qu'ils n'avaient pas reçu le bagage minimal qui leur aurait permis de créer une famille harmonieuse.

Il n'y a donc pas de «faute» à considérer, mais bien un ensemble de circonstances dans lequel de nombreuses personnes sont solidaires.

▶ La seconde démarche consiste à chercher de l'aide et ensuite à accepter cette aide. Le moyen le plus simple est d'appeler la police.

La police est habituée à ce genre de situations et est compétente pour les traiter. Elle peut aussi renseigner sur les mesures à prendre pour se protéger. De nombreux parents martyrs répugnent à appeler la police et à mettre en route l'appareil judiciaire. Il est pourtant absolument nécessaire de mettre des limites à un moment donné, car l'enfant qui frappe et bat peut monter dans la violence et a besoin de trouver ses limites pour pouvoir se faire aider.

L'important est de sortir du cercle infernal. Ce n'est pas en attendant, en supportant, en pleurant, en suppliant que les choses vont changer, elles ne peuvent que s'aggraver. C'est par le biais d'une intervention extérieure que d'autres solutions peuvent être trouvées. Le risque de violence est trop grand pour être minimisé.

Etre enfant d'alcoolique

«J'ai entendu dire que les enfants ayant eu un père ou une mère alcoolique manifestaient des difficultés plus tard dans leur vie d'adulte. Est-ce vrai? Si oui, quelles sont ces difficultés? Je suis fille aînée d'un père alcoolique, et c'est vrai que ma vie n'a pas été spécialement rose jusqu'à maintenant. Mais j'espère toujours.»

Mme Z., comme des milliers d'autres personnes adultes, a passé par le chemin difficile que doit parcourir l'enfant né dans un couple où l'un ou les deux parents souffrent d'alcoolisme.

Depuis dix à quinze ans, des travaux de recherche très nombreux ont été faits sur ce thème, des thérapeutes se sont préparés à aider les enfants d'alcooliques devenus adultes.

Rien qu'aux Etats-Unis, on estime à 28 millions le nombre de personnes ayant eu à vivre cette expérience.

Une famille malade

Une famille où l'un des parents est alcoolique est une famille malade. L'enfant qui voit le jour dans cette famille doit trouver des mécanismes lui permettant de faire face à l'environnement perturbé dans lequel il vit.

Si l'on compare la famille à un organisme, chacun sait que tous les autres organes de l'organisme dysfonctionnent lorsque l'un des organes est malade.

De même dans une famille, si l'un des membres est malade, chacun des autres membres va subir certaines perturbations et tenter de trouver des mécanismes lui permettant de vivre au mieux les moments de stress auxquels il est soumis.

La codépendance

Tout ce processus se nomme la codépendance. Tant il est vrai que tous les membres de la famille sont dépendants les uns des autres comme l'alcoolique dépend de l'alcool. Des comportements divers sont mis en place, et chaque membre de la famille assume un rôle qui permet de vivre avec le problème.

Certains aspects communs existent pourtant pour chacun des membres de la famille:
▶ le déni du problème (tout va bien);
▶ la répression des émotions (cela fait moins mal de ne rien ressentir);
▶ la construction de remparts de défense qui cachent les vrais sentiments.

Rôles consécutifs

Certains rôles se retrouvent aussi dans de nombreuses familles d'alcooliques:
① Celui qui prend la responsabilité de la situation.
② Le héros de la famille.
③ Le bouc émissaire.
④ L'enfant perdu.
⑤ La mascotte de la famille.

1. Celui qui assume

Le premier rôle est celui de la personne qui porte la responsabilité. Il s'agit en général de l'époux ou de l'épouse de l'alcoolique. Cette personne est celle qui est la plus proche du malade, celle sur laquelle il se repose, celle qui porte la responsabilité de la famille. Cette personne réprime ses émotions, tente de compenser les manques de l'alcoolique en prenant sur elle la part de responsabilités de l'autre, ou alors, parfois, cette personne réagit avec colère envers son conjoint. En fait, c'est cette personne qui permet que le drame continue en restant dans la situation au lieu de sortir de ce jeu dangereux.

2. Le héros de la famille

Il s'agit là d'un des enfants particulièrement sensible au problème, qui prend sur lui une partie de la responsabilité. Il travaille dur, essaie d'améliorer la situation, de donner de l'estime à la famille. En général, il réussit bien, devient super-responsable, super-aimable et perfectionniste. Il peut devenir un «drogué» du travail et s'épuiser et/ou, parfois, épouser une personne souffrant de dépendance. Avec de l'aide, il peut se révéler une personne compétente, responsable et heureuse.

3. Le bouc émissaire

Cet enfant réalise que dans sa famille on aime ceux qui produisent et font des choses. Il ne se sent pas la force d'entrer en compétition avec le héros. C'est pourquoi il cherche à trouver des liens hors de la famille. C'est un enfant qui fuguera, se droguera, commettra des actes délictueux. Son comportement créera une diversion au sein de la famille.

4. L'enfant perdu

Il a appris à ne pas créer de liens. Il passe beaucoup de temps tout seul. Il ne cause aucun problème et de ce fait reçoit peu d'attention.

5. La mascotte

Il s'agit là d'un enfant qui voit son rôle comme étant d'apporter un peu d'humour dans la famille. Il est charmeur, drôle, et engendre beaucoup de bien-être au milieu des crises.

Dans sa vie d'adulte

Chaque enfant assume un rôle particulier qui lui offre une protection contre la souffrance qu'il éprouve dans le milieu où il vit. Du moment que ces rôles sont si importants, l'enfant les continue dans sa vie d'adulte.

A moins d'être aidé à dépasser les stéréotypes familiaux, les enfants d'alcooliques devenus adultes gardent les traits suivants:
▶ ont de la difficulté à mener un projet du début à la fin;
▶ mentent lorsqu'il serait facile de dire la vérité;
▶ se jugent sévèrement;
▶ ont peu de plaisir dans la vie;
▶ sont constamment en recherche d'approbation;
▶ se sentent différents des autres;
▶ sont extrêmement fidèles et loyaux, même lorsque la personne envers laquelle ils le sont ne le mérite pas;
▶ vivent mal les changements sur lesquels ils n'ont pas de contrôle.

Voilà quelques données émises par des spécialistes de la thérapie des enfants d'alcooliques devenus adultes. Avec un accompagnement et une prise de conscience, l'enfant d'alcoolique peut apporter une grande richesse à ceux qui l'entourent, il peut faire de son expérience douloureuse un tremplin plutôt qu'un handicap.

Pour aller plus loin, lire *Vaincre la codépendance*, de Mélodie Beattie.

A MÉDITER...

La meilleure chose à faire est de:
— *donner le pardon à ton ennemi;*
— *donner la tolérance à ton opposant;*
— *donner ton cœur à ton ami;*
— *donner l'exemple à un enfant;*
— *donner du respect à ton père;*
— *donner de la fierté à ta mère par ta conduite;*
— *donner de l'estime à toi-même et à tout être humain la charité.*

Francis Balfour

«Mon fils est homosexuel»

«Comme toutes les mères, je pense, j'avais placé beaucoup d'espoir dans mon fils. Il était notre deuxième enfant et j'étais si fière de lui! Je m'imaginais grand-mère, racontant des histoires à ses enfants. Bien sûr, C. ne s'était jamais amouraché d'une fille lors de son adolescence, comme beaucoup de ses copains. Même de cela, j'en étais fière! Je me disais: "C'est un garçon sérieux, il veut d'abord finir ses études, d'abord apprendre les langues." Puis un jour, alors qu'il était rentré d'Allemagne pour des vacances, il m'a invitée à aller faire une promenade avec lui et, alors que nous marchions, il m'a dit: "Maman, il faut que je te dise quelque chose: j'aime les hommes, je vis avec un ami et j'ai envie de faire ma vie avec lui!"

»Heureusement que nous marchions dans la forêt. Il y avait un tronc d'arbre, je me suis assise, j'avais les jambes coupées! J'ai commencé à pleurer comme une gamine, quelque chose venait de se casser en moi, je n'arrivais plus à penser. Mon fils était là, debout en face de moi, disant: "Je suis désolé, maman! Je suis désolé!" Tout tournait dans ma tête, des images défilaient à toute vitesse, je le voyais mon fils, petit, si attachant, si important pour moi, je le revoyais à l'école, en jeune adolescent, si gentil avec moi. Je me disais: "Mais qu'est-ce que j'ai fait de faux? Pourquoi? pourquoi!"

»Au bout d'un long moment, je me suis ressaisie. Nous sommes entrés dans un silence oppressant.

»— Vas-tu le dire à ton père? demandai-je.

»— Non, répondit C., il ne comprendrait pas! C'est à toi que je voulais le dire.

»— Et ta sœur? Est-ce qu'elle le sait?

»— Non, je ne crois pas, je ne lui en ai jamais parlé.

»Mon fils est revenu au pays avec son ami, ils ont pris un appartement. Je les vois quelquefois pour un repas dans la ville où ils habitent. Son ami est très gentil. Ils semblent bien s'entendre. Il y a quelques semaines, ils sont venus tous les deux à la maison, cela s'est bien passé. Pour mon mari et ma famille, C. était venu avec un ami.

»Comment tout cela évolue-t-il dans la durée? Y a-t-il quelque chose à faire? Pensez-vous que ce ne soit qu'une phase?

»A qui en parler? Comment sortir de cet affreux sentiment de culpabilité et de révolte?»

La description que vous faites de votre expérience, chère Madame, est beaucoup plus éloquente que toutes les théories.

Pour répondre aux questions posées il faut les considérer brièvement l'une après l'autre.

En tant que mère

Etre mère suppose toujours une prise de risque. Vous avez donné à votre fils tout ce que vous pouviez ou saviez lui donner. Vous lui avez permis de grandir, d'entrer dans la vie, de faire les études qu'il désirait, d'aller et de venir dans le monde. Vous avez su créer avec lui une relation qui lui permet de se confier à vous, de vous parler directement et franchement. Sur un point, sa préférence sexuelle, votre fils ne correspond pas à ce que vous attendiez. Il sort du schéma «normal», il choisit un mode de vie que vous ne comprenez pas et surtout il vous prive de petits-enfants, il vous prive d'un rôle attendu, désiré.

Son mode de vie rend plus difficile son intégration dans la famille et dans la communauté qui vous entoure, et je peux bien comprendre la grande difficulté que cela représente pour vous.

Un renoncement

Il s'agit d'un deuil important pour vous, d'un renoncement, de la perte de quelque chose. Le chagrin et la révolte sont des émotions importantes à vivre, et là je vous recommande de laisser sortir votre révolte en écrivant à votre fils une ou des lettres que vous ne lui enverrez pas, mais que vous brûlerez après les avoir écrites. L'essentiel, c'est que cette révolte ne reste pas en vous.

En ce qui concerne la tristesse, le chagrin, voyez s'il existe autour de vous une personne de toute confiance à qui vous pourriez vous confier et qui pourrait accueillir votre tristesse. Si ce n'est pas le cas, donnez-vous à vous-même l'espace et le temps de vivre cette émotion.

Un jour, vous pourrez probablement réaliser que personne n'a vraiment le droit d'imposer ses attentes à une autre personne, même lorsqu'il s'agit d'un fils ou d'une fille, et que nous sommes, chacun de nous, individuellement, responsables, et imputables (comme disent les Québécois!) de ce que nous faisons de notre vie, des choix que nous posons, des décisions que nous prenons.

Vous et votre fils

L'important dans cette relation est tout d'abord la confiance, l'ouverture, l'amour inconditionnel.

Vous faites preuve d'une très grande ouverture et agissez de manière à maintenir des relations positives avec votre fils, et c'est essentiel. Au début de votre lettre, vous en parlez à l'imparfait. En fait, vous pouvez toujours être fière de votre fils et placer votre espoir en lui. La valeur d'un être humain n'a rien à voir avec ses préférences sexuelles, pas plus qu'avec ses préférences alimentaires, musicales ou politiques.

Avec la famille

Vous donnez peu d'informations sur les relations entre votre fils et votre mari, vous-même et votre mari, ainsi qu'entre votre fils et votre fille.

Il est vrai que chacun réagit à sa manière face à une personne qui choisit un mode de vie un peu différent de la norme. C'est surtout la responsabilité de votre fils de décider d'en parler ou pas. S'il vous a demandé la confidentialité par rapport à ce qu'il vous a confié, il ne vous reste plus qu'à encourager ceux qui vous poseraient des questions à s'adresser directement à votre fils.

A mon avis, plus vous vivrez cette situation naturellement, mieux chaque membre de la famille se sentira. En ce qui concerne la communauté dans laquelle vous vivez, je vous propose de simplement répondre aux questions directes, sans aller au-delà. Quelqu'un vous déclare:

— Dites donc, votre fils, il n'est pas pressé de se marier!

— En effet, pour le moment, il a beaucoup d'autres plans! pouvez-vous répondre.

Une réponse claire, affirmative, suffit souvent à couper court à ce type de conversation.

La durée, l'avenir

En général, à l'âge de votre fils, l'homosexualité n'est pas une phase, mais bien plutôt un choix de vie. Il existe des personnes qui remettent en question ce choix à un moment ou à l'autre de leur vie. Elles sont rares et il vaut mieux accepter ce qui est, plutôt que de se rendre malheureux en s'accrochant à de faux espoirs.

A MÉDITER...

Tout sera un jour compréhensible, pourvu qu'on essaie de rester debout ou à genoux, pourvu qu'à travers tout on essaie quand même de dire «oui» à la lumière et «merci» au désert.

Aliette Andra

Une vie nouvelle

Histoire vraie

Il y a environ cinquante ans, dans un petit village, une femme allait donner naissance à un enfant. Ce qui rendait l'histoire inhabituelle, étaient les circonstances qui entouraient cette naissance.

La mère de l'enfant à naître n'avait pas de mari, pas de situation, pas de moyens. Elle avait été recueillie par des amis. Cet enfant qui allait venir au monde, elle ne pouvait envisager de l'élever, et pour cette raison elle avait choisi de le confier pour adoption à un couple qu'elle connaissait et qui désirait de toutes ses forces accompagner un enfant dans sa croissance.

L'accouchement était proche, la sage-femme était présente depuis plusieurs heures, et le médecin venait d'arriver car on pouvait prévoir quelques difficultés. La future mère adoptive était là, le couple d'amis aussi, le matériel de fortune était fin prêt pour le grand moment.

Lorsque l'enfant parut, après un travail très long et pénible pour la mère, il semblait mort, sa couleur était bleutée, et le médecin le déposa doucement dans un récipient, le croyant sans vie. A ce moment-là, la mère adoptive se mit à sangloter. Le médecin, voyant cela, lui demanda: «Vous le voulez donc "tant que ça", cet enfant?» Le regard de son interlocutrice servit de réponse! L'homme de l'art prit alors l'enfant, il mit tout son savoir en œuvre pour dégager les voies respiratoires de ce petit être, le tint par les pieds et lui donna quelques tapes, et tout à coup un cri déchira le silence épais de la pièce, puis un second, un troisième et voilà que l'enfant manifestait la vie, sa peau devenait plus rose, il allait survivre.

La sage-femme lui donna les soins nécessaires et, lorsqu'il fut lavé et habillé elle le remit dans les bras de la mère adoptive qui allait l'accompagner dans la vie. On prit soin de celle qui l'avait mis au monde, l'aidant à retrouver ses forces afin qu'elle puisse repartir dans la vie. Quelques années plus tard, elle épousa un homme généreux dont elle eut d'autres enfants.

Démarche quotidienne

«Naître, peut-on lire dans le dictionnaire, c'est s'éveiller, c'est commencer une vie nouvelle», c'est là une exigence permanente de la vie! Tous les jours nous avons à nous éveiller, à nous manifester, à exister. Tout change autour de nous, nous changeons aussi, alors vivre c'est naître au quotidien, c'est regarder, c'est être présent, c'est aimer.

Comme le petit bébé de l'histoire ci-dessus, ce qui nous permet de naître chaque jour, c'est le regard de l'autre, l'attente de l'autre, son amour. Ainsi, nous pouvons être des gens qui accompagnent vers la naissance, qui accompagnent vers la vie. On parle beaucoup ces dernières années d'accompagnement des personnes en fin de vie; bien sûr, à ce moment-là de l'existence, nous avons souvent besoin d'être accompagnés, mais pourquoi attendre la fin de la vie? Pourquoi ne pas donner autant d'attention à l'accompagnement des personnes en début de vie, en milieu de vie, en crise de la vie? Pourquoi ne pas faire des cours d'accompagnement à la renaissance quotidienne dans un monde troublé?

Chacun, chaque jour

Même sans cours, chacun de nous peut apporter son concours à cette naissance quotidienne de ceux qui l'entourent.

● **La présence:** La première des qualités nécessaires à cet accompagnement est la présence. Etre attentif à l'autre, être concerné par lui, l'aimer.

Etre présent, c'est me reconnaître solidaire de l'autre, en interaction avec lui, c'est aller à contre-courant de tous ceux qui disent: «Ce n'est pas mon problème.» C'est voir que l'autre est fatigué et qu'il a besoin d'un coup de main, c'est remarquer le service qu'il rend et le remercier, c'est l'écouter lorsqu'il me parle, le regarder lorsque je le croise et lui sourire lorsque nos regards se rencontrent.

Il y a quelques semaines, dans une gare, un «éclopé de la vie» s'approchait d'un collègue assis à une table, lui demandant s'il pouvait s'asseoir en face de lui. A la réponse affirmative, l'homme s'installa et dit à ce collègue: «Merci, merci beaucoup, cela fait dix jours que personne ne m'a parlé!» Etre présent, être attentif, cela ne veut pas dire «fusionner avec l'autre», prendre sur soi de le sortir de là où il est. C'est simplement être un humain face à un autre humain différent.

● **La différence:** Celui que j'accompagne dans cette naissance quotidienne est autre, totalement autre! Il vit son existence à lui. L'aider à naître, c'est l'accompagner dans sa différence. Nous aimerions tant que les autres soient comme nous, qu'ils pensent comme nous, qu'ils votent comme nous, qu'ils aient une même conception de Dieu, qu'ils partagent nos qualités... et nos défauts.

La réalité est tout autre! Celui qui est près de moi, celui avec qui je vis, avec qui je travaille est différent. L'aider à naître, chaque jour, c'est l'accepter dans cette différence, c'est le confirmer dans cette différence pour qu'il soit toujours plus qui il est!

● **L'équivalence:** Faire attention à lui, le rencontrer dans sa différence et m'enrichir de le côtoyer dans cette différence, c'est aussi affirmer qu'il y a équivalence entre lui et moi, qu'il n'est pas plus que moi, il est autre, que je ne suis pas plus que lui, je suis qui je suis. En tant qu'être humain, nous avons tous les deux la même valeur intrinsèque, la même flamme de vie nous anime et, tous les jours, nous avons à accepter de naître à ce qui est, à ce qui vient.

A MÉDITER...

Naître

Naître, c'est se déposséder,
C'est s'accepter avec ses deux mains nues
Et son visage à découvert.

Naître, c'est quitter son masque
Et ses déguisements.

Naître, c'est oser, c'est prendre le risque,
C'est quitter la terre ferme,
C'est ne pas savoir à l'avance
Ce qu'il y a devant,
C'est accepter l'inconnu,
L'imprévu,
Et la rencontre.

Naître, c'est inventer de nouveaux mondes
Qui deviendront des mondes nouveaux.

Naître, c'est tout laisser derrière soi,
Ses greniers et ses garde-manger,
Ses coffres-forts et ses sécurités,
Ses habitudes et ses certitudes.

Naître, c'est quitter son abri,
C'est essuyer le vent de face
Et porter le soleil sur son dos.

Naître, c'est avoir trop froid
Et trop chaud.

Naître,
C'est n'avoir plus d'autre maison
Que le passage.

Naître, c'est accepter
Que le pain
N'ait plus le même goût
Et c'est accepter peut-être
Qu'il n'y ait plus de pain
Du tout...

J. Debruyne

Jeanne la magnifique

Ses épreuves

Jeanne est née dans une famille ouvrière. Elle était l'aînée de six enfants. Autant dire qu'elle a dû mettre la main à la pâte très tôt! Lorsque je l'ai vue pour la première fois, Jeanne m'a parlé de difficultés qu'elle traversait avec le couple de son fils et la garde de sa petite-fille.
En effet, son fils, dépressif, avait été hospitalisé et sa belle-fille, travaillant à plein temps comme serveuse dans un café-restaurant, lui avait confié la petite Sarah, alors âgée de 2 ans. Jeanne aurait voulu que sa belle-fille passe voir Sarah de temps à autre et peut-être qu'elle l'aide aussi un peu financièrement, car elle-même ne disposait que de sa rente de veuve pour vivre.
Mais non, la belle-fille était trop fatiguée et ne pouvait venir voir son enfant.
Quelques mois plus tard, le fils de Jeanne se suicidait. Sorti de l'hôpital et ne sachant que devenir car sa femme n'envisageait pas de reprendre la vie commune, il s'était jeté sous le train.

Il y avait Sarah

Pour Jeanne, ce fut terrible, tout s'écroulait, elle n'avait que ce fils. Elle aurait voulu mourir elle aussi. Elle ne voyait plus de sens à sa vie... à part Sarah qui était là et qui demandait parfois: «Est où papa?»
«Si vous saviez comme ça a été dur. Je n'arrivais plus à manger, je devais prendre des somnifères. Il fallait que je sois en forme pour m'occuper de la petite, vous comprenez. Je ne sais pas ce que je serais devenue si elle n'avait pas été là! Et puis, vous comprenez, ce n'était pas une situation habituelle. Mon fils s'était suicidé; ça n'est pas une mort comme une autre. On se demande ce qu'on a fait de travers, pourquoi ceci est arrivé, et les gens du village parlent entre eux, c'est difficile de les croiser, d'entendre leurs condoléances, de se retenir de répondre lorsque certains d'entre eux disent: «Peut-être qu'il est mieux là où il est!»
»Qu'est-ce qu'ils en savent? Comment peuvent-ils comprendre ce que cela signifie que de perdre un fils unique?»

Donner et recevoir

Deux ans passèrent. Jeanne s'était remise, peu à peu. Elle avait pu accepter la réalité du deuil qui l'avait si durement touchée.
Et il y avait Sarah qui était si prête à donner et à recevoir de l'amour; Sarah avec sa fraîcheur, son innocence, sa confiance en sa mémé.
La mère de Sarah se manifestait très peu: un paquet aux anniversaires et à Noël. Jeanne se débrouillait très bien. Grâce à sa créativité, elle arrivait à joindre les deux bouts. Parfois Jeanne se demandait comment les choses évolueraient. Elle avait 68 ans. Qui assurerait l'avenir de sa petite-fille? C'était une question sans réponse.

Le déchirement

Lorsque Sarah eut 5 ans, Jeanne reçut un coup de fil de sa belle-fille, qui lui annonçait son remariage avec un technicien qui avait un bon salaire, qui aimait les enfants et, du moment qu'elle-même n'aurait pas besoin de travailler à l'extérieur, qu'elle désirait reprendre sa fille Sarah à la fin de l'été. Pour Jeanne, c'était comme si on lui annonçait la fin du monde. Rendre Sarah, peut-être ne plus la voir, c'était au-dessus de ses forces; plutôt mourir!

Les jours et les semaines qui suivirent furent un vrai calvaire pour Jeanne. Tous ceux à qui elle tentait de raconter le drame qu'elle vivait ne semblaient pas comprendre l'importance de l'enjeu. Ils disaient, par exemple: «Mais vous savez, c'est mieux pour la petite. Elle aura une famille. C'est normal qu'elle soit avec sa mère...»

Comme un objet...

Jeanne aurait voulu crier, hurler sa peine, leur dire que celle qui avait servi de mère à l'enfant, c'était elle, qui s'était débrouillée seule, que personne ne lui avait apporté d'aide, que cette petite Sarah, c'était toute sa vie! Elle aurait voulu dire sa crainte de voir Sarah déplacée comme un objet, au gré de caprices d'adultes! En fait, elle gardait toute cette révolte en elle, car elle savait qu'elle n'avait aucun droit et qu'elle avait pris soin de sa petite-fille en sachant bien qu'un jour on pouvait la lui reprendre sans qu'elle ait rien à dire.

C'était si douloureux. A nouveau il fallait lâcher prise, laisser les choses aller. Elle avait dû lâcher prise de son mari, mort d'une crise cardiaque l'année de sa retraite tant attendue.

Puis elle avait dû accepter de dire au revoir à son fils qui s'était donné la mort, et maintenant il fallait lâcher prise de sa petite-fille, cette enfant qu'elle aimait plus que sa propre vie.

Un sursaut positif

A ce moment-là, il y eut un sursaut étonnant au fond de l'âme de Jeanne. Elle réalisa que deux voies s'offraient à elle. D'une part, elle pouvait prendre le chemin de la révolte, du ressentiment, de l'amertume et continuer à avancer dans ce chemin pour tous les jours qui lui restaient à vivre. D'autre part, elle pouvait traverser cette révolte et cette tristesse pour arriver sur la voie du pardon, du lâcher-prise et de la paix.

L'évolution

C'est ce choix que fit Jeanne. Tout doucement, elle se mit à raconter à Sarah que sa maman n'avait pas pu venir la voir souvent car elle travaillait très fort et que maintenant elle avait trouvé un nouveau papa et une maison et qu'elle était prête à recevoir enfin sa fille. Sarah répétait: «Non, mémé, je veux rester avec toi!» Petit à petit, cependant, sa curiosité s'aiguisait et elle était d'accord d'aller voir cette maman qu'elle ne connaissait pas.

Jeanne pleurait amèrement le soir avant de s'endormir. Mais grâce à certains livres de chevet qui l'aidaient beaucoup, elle se préparait à laisser Sarah s'en aller.

La belle-fille, qui avait prévu le pire, fut tout étonnée de l'attitude positive de Jeanne. Voyant son chagrin et son affection pour Sarah, elle demanda: «Dites, belle-maman, est-ce que je pourrai vous envoyer Sarah pour les vacances?» — «Ce sera toujours avec un immense plaisir», répondit Jeanne.

Vacances à deux

Il y a maintenant deux ans que Sarah est partie vivre avec ses nouveaux parents. Deux années bien difficiles pour Jeanne aussi bien que pour Sarah! L'été, la petite vient chez Jeanne pour toutes les vacances scolaires. Quelle joie pour toutes les deux! Jeanne a pris un cours de conteuse; elle trouve beaucoup de plaisir à raconter des histoires.

Elle visite aussi des personnes âgées dans une maison de retraite et elle retrouve une paix et une sérénité qu'elle n'avait pu imaginer!

Merci, Jeanne, de nous montrer cette voie de la sagesse!

A MÉDITER...

Les uns disent: «Ce n'est pas la peine d'entreprendre, j'échouerai quand même. Pourquoi me relever puisque je retomberai? Je ne pourrai pas achever, alors autant ne pas commencer.»
Et d'autres, qui se savent habités d'un dynamisme inextinguible, se répètent: «Ce n'est pas la peine de rester par terre, je finirai quand même par me relever. Il y a en moi un appel auquel je ne résisterai pas toujours. Il y a en moi une espérance qui ne me laisse jamais tranquille. Il y a en moi un amour qui finira par l'emporter. Alors, puisque je recommencerai malgré tout à croire, à espérer, à aimer, autant recommencer tout de suite! Autant ressusciter tout de suite!»

Louis Evely
Chaque jour est une aube

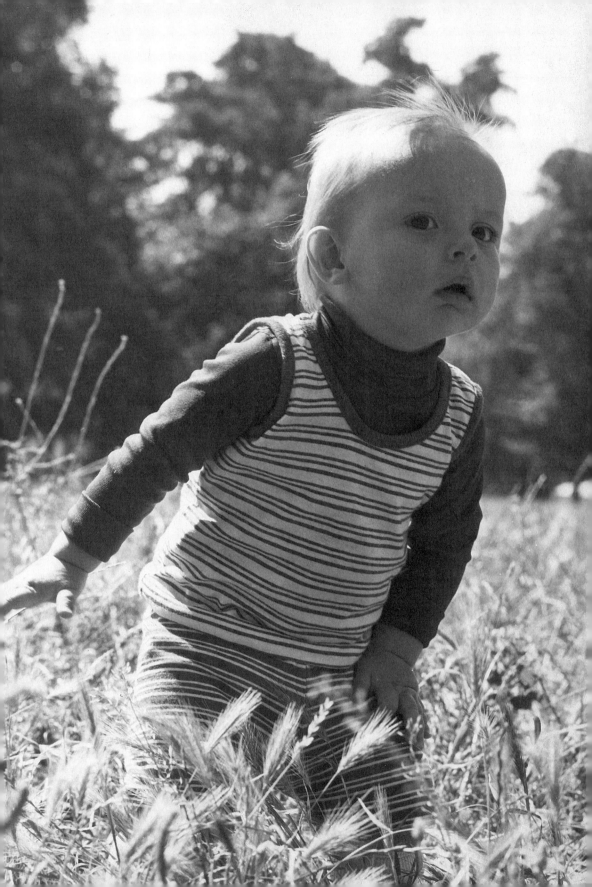

« Dis, maman...
Est-ce que j'ai un papa ? »

Pauline, vous avez 19 ans, un petit garçon d'un an et demi. Vous élevez seule votre enfant avec le support de vos parents et vous avez une très grande crainte, celle d'avoir un jour à soutenir le regard de Julien lorsqu'il vous demandera: «Dis, maman, est-ce que j'ai un papa, moi?»
Vous me dites: «Ce jour-là, je l'appréhende! En effet, je connais si mal le père de mon enfant. Il s'agit d'une aventure de vacances qui a mal tourné. Le père de Julien est un homme marié dans un autre pays, et nous n'avons même jamais pu retrouver sa trace, car je ne connaissais ni son nom de famille ni son adresse. J'ai d'abord pensé à faire un avortement, puis, après réflexion, discussion avec mes parents et le prêtre de notre paroisse, j'ai décidé de garder l'enfant. Bien sûr, ça n'est pas tous les jours facile, mais je ne regrette pas ma décision. Simplement, de temps à autre, j'ai peur... Je ne sais pas comment les choses se passeront pour moi. Parmi ces peurs, il y a la question que je vous pose aujourd'hui: "Comment me préparer à répondre à Julien?"»
Tout d'abord, chère Pauline, je voudrais vous féliciter pour votre courage et pour tout l'amour que vous manifestez à votre fils.
Oui, cette question: «Est-ce que j'ai un papa?», votre enfant vous la posera un jour, et je trouve remarquable que vous vous en préoccupiez dès maintenant.

QUE RÉPONDRE ?

Il n'existe pas de réponse unique, standard, à offrir à l'enfant, et vous vous en doutez bien. Quelle que soit cette réponse, elle gagnera à reposer sur trois principes essentiels:

❶ L'honnêteté
Dites à l'enfant ce qu'il en est dans un vocabulaire qu'il peut comprendre:
— Tu as un papa, car il faut un papa et une maman pour qu'un enfant puisse naître. Ton papa et moi, nous nous sommes beaucoup aimés et, comme ton papa venait de très loin, il est reparti là où il habitait.
— Est-ce qu'il va revenir?
— Non, il ne reviendra pas. Moi, je suis tellement contente de t'avoir avec moi!
— Mais est-ce qu'un jour j'aurai un papa?
— Je ne sais pas, un jour peut-être, si je me marie, l'homme que j'épouserai sera ton papa, et en attendant tu as un grand-papa et tu as aussi oncle Paul.
Tout dépend bien sûr de l'âge de l'enfant; il est important de répondre aux questions dès qu'elles sont posées et de ne jamais renvoyer à plus tard, dans le genre: «Quand tu seras plus grand, je t'expliquerai!»

❷ La mise en évidence des points positifs
L'enfant est issu des deux parents et il a besoin de se sentir fier d'eux. C'est pourquoi, quelle qu'ait été la relation entre le père et la mère, chacun des parents doit trouver les points positifs du parent absent et parler de ces points-là.
— Ton papa est très beau, il a des yeux et des cheveux comme les tiens.
— Ton papa était un homme très fort et intelligent, et quand il riait il avait la même petite fossette au menton que tu as quand tu es content.
— Ton papa est un homme bon, qui aime beaucoup les animaux.

Il est important de choisir de souligner quelque chose que vous pensez et ressentez vraiment. Selon les circonstances, le présent ou le passé peut être utilisé pour en parler.

❸ L'importance de s'accepter soi-même et d'accepter la situation dans laquelle on se trouve

L'enfant perçoit très bien si son parent est confortable dans sa situation ou non. Son intuition le lui indique. Si vous arrivez à bien accepter la situation dans laquelle vous êtes, à vous faire confiance dans votre rôle de mère et à faire confiance aux capacités de votre enfant de se développer harmonieusement dans l'environnement que vous créez pour lui, Julien aura les mêmes sentiments, il aura confiance.

Au contraire, si vous vous culpabilisez, si vous avez pitié de votre enfant qui n'a pas son père, Julien développera l'idée qu'il est quelqu'un dont on doit avoir pitié. Il aura alors du ressentiment et doutera de ses capacités. Bien sûr, les émotions de l'enfant sont très importantes, et, s'il semble perturbé lorsqu'il vous questionne à propos de son père, encouragez-le à partager ce qu'il ressent et dites-lui, par exemple:

— Je comprends que tu souhaiterais avoir un papa. Ce serait drôlement bien. En ce moment, tu vois, nous sommes tous les deux et nous nous aimons très fort!

Pour pouvoir s'accepter et accepter la situation, il se peut que vous-même ayez besoin de parler avec quelqu'un de vos doutes, peurs, frustrations, de votre choix, de votre fils. Dans ce cas, n'hésitez pas à vous mettre en contact avec une personne disponible pour vous: psychothérapeute, conseiller en développement personnel, conseillère de santé ou toute autre personne neutre et compétente. Vous pouvez aussi participer à des groupes de mères chefs de famille, groupes d'école de parents et à toute autre activité où vous rencontrez des adultes.

L'important est que vous trouviez des interlocuteurs, des personnes avec lesquelles vous puissiez échanger.

L'HOMME ET L'ENFANT

Si votre père est disponible pour passer un peu de temps avec Julien, c'est merveilleux; si votre frère habite près de vous, voyez s'il est d'accord de s'occuper aussi de votre fils de temps en temps.

En revanche, lorsque vous avez des amis chez vous, n'encouragez pas Julien à les appeler papa; au contraire, présentez-les-lui comme des amis dont il jouit avec vous. Si Julien les appelle papa et que votre relation avec eux ne soit pas une relation à long terme, votre fils se retrouvera avec «un papa qui ne revient pas»!

A MÉDITER...

Le rôle de toute personne en autorité me semble être de rendre les autres adultes. Le rôle des autorités est de rendre à chacun son autorité personnelle, qui veille en son cœur et que personne n'a le pouvoir ni le droit d'usurper.

P. Gaboury

CHAPITRE 4

FACE À LA MALADIE

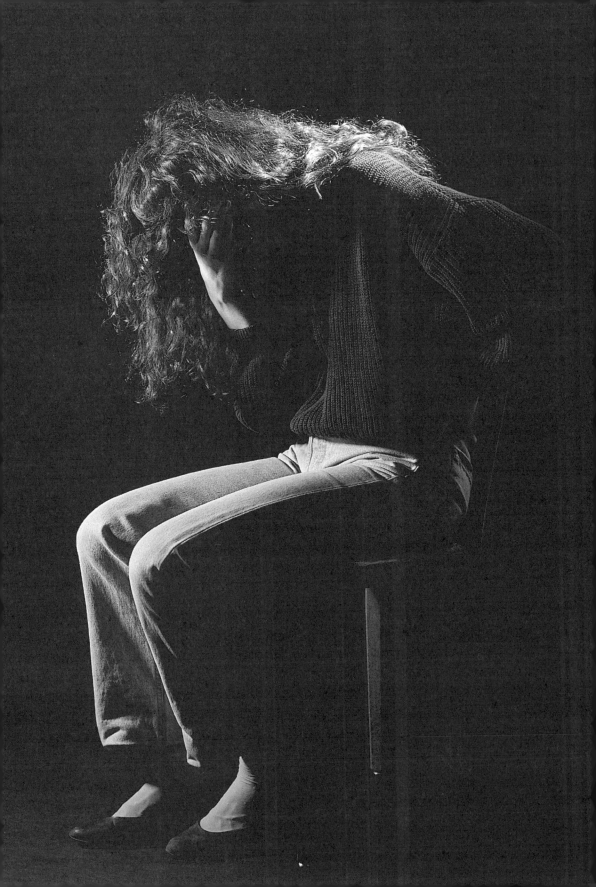

Ma déprime et moi

«Pourquoi ce sentiment de déprime existe-t-il en nous? Pourquoi certaines personnes y sont-elles plus sujettes que d'autres? Lorsque j'en parle à mon mari, tout ce qu'il sait me répondre, c'est: "Il faut te secouer!" Au fond de moi, je sais que ce n'est pas possible de faire comme si j'étais libre de cette déprime. Elle est là. Elle ne reste pas longtemps, je reprends toujours le dessus, mais j'aimerais mieux comprendre ce qu'est cette déprime et ce que je peux en faire.»

La déprime et la dépression

Dans le langage courant, nous faisons en effet une différence entre une déprime et une dépression.
On utilise le mot dépression pour parler d'une symptomatologie dont les signes principaux sont la perte d'énergie, les états d'inhibition, le sentiment d'appauvrissement affectif et intellectuel. Elle comporte souvent des troubles du sommeil et de l'appétit, de la tristesse, une grande fatigabilité; l'avenir semble bouché, il semble ne plus y avoir d'espoir. La personne qui vit une dépression a besoin d'aide de la part d'un psychothérapeute et d'un médecin. Il existe actuellement des médicaments qui agissent sur la biochimie du cerveau et qui permettent de soulager certains symptômes pénibles. La psychothérapie permet à la personne en dépression de trouver de nouvelles manières de vivre et de communiquer.
La déprime courante est un peu différente. Elle se présente chez la plupart des gens à un moment ou à un autre de leur vie. Dans 90 à 95% des cas, elle est passagère. Dans le reste des situations, elle est le signe avant-coureur d'une vraie dépression qui demandera des soins.

Pourquoi la déprime?

Contrairement à ce que l'on a pu dire, la déprime courante, celle qui nous «tombe dessus» sans raison apparente, n'est pas négative. Elle est un signe, elle nous rappelle notre condition d'humain. Nous ne sommes pas des robots qui avons la capacité de nous couler dans ce que la société demande de nous, de nous lever chaque matin pendant quarante à quarante-cinq ans de vie professionnelle sans nous poser de questions. Au cours de l'enfance, de l'adolescence et de la vieillesse, là aussi, les circonstances de la vie sont parfois très difficiles, et quelque chose en nous se raidit et nous interroge.
Ces moments de déprime sont des occasions que notre moi profond nous donne pour que nous puissions nous questionner, revoir nos priorités, évaluer les besoins en nous qui ne sont pas satisfaits, et trouver des moyens de corriger le tir.
Ces moments de déprime sont peut-être des soupapes de sécurité dans nos vies.

Ce qu'il y a lieu de faire

Comment vivre ces moments de déprime?
❶ La première chose est de les accepter. Ils font partie de notre «humanitude».
❷ Les accueillir avec les émotions qu'ils apportent. Quelques larmes viennent, il est

bon de les laisser venir. L'invitation de ce soir a perdu son attrait, osons nous excuser et rester chez nous ou faire une promenade solitaire.

❸ Les utiliser pour découvrir quels sont les besoins que nous négligeons.

Sur le plan physique:
▶ Avons-nous respecté notre rythme de sommeil - repos - activité?
▶ Nous accordons-nous du temps pour l'exercice physique?
▶ Absorbons-nous la nourriture appropriée?
▶ Il est peut-être temps de faire une cure d'oligo-éléments, ou d'arrêter la consommation de thé et de café pour remplacer ces boissons par de la tisane de citronnelle ou de romarin.
▶ Peut-être qu'il serait utile de diminuer le temps passé face au téléviseur pour donner du temps à des activités de création?

Sur le plan psychologique:
▶ Avons-nous des personnes de confiance avec qui partager ce que nous vivons et ressentons?
▶ Connaissons-nous des moyens de nous ressourcer, de nous relaxer, de visualiser des choses positives?
▶ Les élixirs de fleurs de Bach qui s'adressent à la dimension émotionnelle de l'être humain peuvent être très utiles; surtout le saule, l'étoile de Bethléem, le pin, le mélèze, la pomme sauvage et le châtaignier, qui s'adressent particulièrement aux sentiments de découragement.
▶ Parfois, il s'agit de changer certaines habitudes ou de prendre de nouvelles décisions quant à sa vie personnelle ou professionnelle.

Sur le plan spirituel:
Ce plan-là est le plus négligé. Il ne s'agit pas seulement de pratiquer une religion, mais plutôt de trouver des réponses aux grandes questions de la vie, de se ménager du temps pour être en contact avec la nature, avec la beauté, avec les arts, avec des écrits, avec tout ce qui est beau et bon et qui peut nourrir notre âme. Il s'agit de trouver des moyens d'offrir et de recevoir de l'amour inconditionnel et de se relier à Dieu ou à ce qui pour nous répond aux questions de sens.

La déprime, c'est un peu comme une lampe qui s'allume au tableau de bord de nos vies et qui nous interroge:
— Es-tu en harmonie avec toi-même?
— Es-tu en harmonie avec les autres?
— Es-tu en harmonie avec la dimension de la transcendance?

A nous de répondre et de mettre en œuvre les moyens nécessaires afin de retrouver cette harmonie!

A MÉDITER...

Supprimez de votre vocabulaire et de votre mode de pensée l'expression «je dois». Vous vous débarrasserez ainsi de beaucoup de pression que vous vous imposez à vous-même. En disant: «Je dois, me lever», «je dois faire ceci», «je dois, je dois», vous vous créez une énorme pression. Dites plutôt: «Je choisis de...» Votre vie en sera transformée. Tout ce que vous faites, vous choisissez de le faire. En apparence, cela peut sembler n'être pas le cas, mais ce l'est.

Louise L. Hay
Les pensées du cœur, Ed. Jouvence

Guérir, cela se passe aussi dans la tête!

Peut-on mourir de chagrin, en même temps que d'une pneumonie? Oui, certes. L'attitude de la personne atteinte envers sa maladie est fondamentale. Le témoignage suivant illustre ce cas particulier.

«Ma grand-mère est morte avant ma naissance; je ne l'ai jamais connue. Nous possédons des photographies d'elle. Un jour où je demandais à ma mère la cause du décès de cette grand-mère, elle me répondit que cette dernière était morte de chagrin, après la mort de son plus jeune fils. J'ai beaucoup de peine à me représenter cela. C'est lors d'une simple pneumonie que son décès est survenu, paraît-il. Lorsque je parle de cela dans ma famille, la réponse est toujours la même: "Elle est morte de chagrin, à 63 ans!" Je me demande si l'on ne me cache pas quelque chose. Peut-on vraiment être emporté par un chagrin? La science peut-elle expliquer cette situation? Durant toute mon enfance, j'ai souffert de ne pas avoir de grand-mère. La mère de mon père habitant un autre pays, je ne la voyais que rarement, et j'enviais mes petites amies qui côtoyaient régulièrement leurs grand-mères et se faisaient gâter par elles!»

L'ÉMOTION ET LE CORPS

De tout temps, la relation entre l'état émotionnel et le corps a été reconnue. On savait que certains chagrins, certaines peurs, certaines situations de stress pouvaient amener la mort d'une personne. Dès le XIXe siècle, grâce aux progrès scientifiques, les maladies ont été répertoriées, mieux comprises, et des médicaments spécifiques ont été donnés en vue de détruire les germes et les bactéries causant les problèmes de santé. C'est alors qu'on en vint presque à oublier l'importance de l'esprit sur le corps. Aujourd'hui, cependant, de très nombreuses recherches ont lieu, visant à explorer les raisons pour lesquelles, en présence des mêmes micro-organismes, certaines personnes tombent malades et d'autres restent en bonne santé. Certaines personnes guérissent et d'autres meurent d'une même maladie.

DANS LA TÊTE

Au début du siècle, un médecin renommé, sir William Osler, écrivait: «Les soins à donner à une personne atteinte de tuberculose dépendent plus de ce que cette personne a dans sa tête que de ce qu'elle a dans sa poitrine.»

Aujourd'hui, un autre savant, le docteur Borysenko, de Boston, en conclusion de nombreuses recherches, écrit: «Il existe une communication riche et complexe entre le cerveau, le système immunologique (celui qui nous défend contre les maladies) et, potentiellement, tous les autres systèmes. Ainsi, nos émotions, nos espoirs et nos peurs peuvent affecter la capacité du corps de se défendre lui-même.»

En étudiant des situations de stress, Borysenko et ses collaborateurs ont mis en évidence que, durant les périodes d'examens, le stress influence le corps dans le sens d'une diminution de l'activité du système immunologique, ce qui explique que c'est souvent durant cette période que les écoliers ou les étudiants «attrapent» des rhumes et des angines.

Norman Cousins, auteur d'un ouvrage sur la biologie de l'espoir, met aussi en évidence que la capacité de trouver de la joie, d'avoir confiance en soi-même et en la vie est un des aspects importants du maintien de la santé et/ou de la guérison des maladies.

Une réalité médicale

Le chagrin, ou le deuil, est une force émotionnelle très importante. Il est possible de mourir d'un «cœur brisé». Le docteur James Lynch, directeur d'une clinique pour troubles psychosomatiques à l'Université du Maryland, écrit: «Le cœur brisé n'est pas qu'une image poétique. Il s'agit aussi d'une réalité médicale. Dans notre société fragmentée, l'absence de "compagnonnage" humain, la solitude chronique et l'isolement social, de même que la perte soudaine d'un être aimé, représentent une des causes principales de mort prématurée.»

Le chagrin lié à la perte d'un être cher peut donc diminuer la capacité qu'a l'organisme de se défendre, et rendre mortelle une maladie dont d'autres se remettent facilement.

La rémission spontanée

Dans un livre en anglais, *Superimmunity*, l'auteur, Paul Pearson, rapporte les résultats des docteurs Elmer et Alyce Green. Ces chercheurs ont étudié 400 cas de rémissions spontanées du cancer. Pour eux, une rémission spontanée se définit ainsi: «Tout à coup, la maladie se guérit, et personne ne peut expliquer cela sur la base des traitements.» Le seul facteur commun retrouvé chez tous ces patients était le suivant: toutes ces personnes avaient changé leur attitude dans les temps précédant la rémission. D'une manière ou d'une autre, elles avaient découvert un espoir et étaient devenues plus positives face à la vie et face à leur maladie.

Questions à se poser

L'attitude de la personne atteinte envers sa maladie est fondamentale. Pour faciliter cette prise de conscience, un médecin qui traite des personnes atteintes de maladies graves, aux Etats-Unis, leur donne le questionnaire suivant:

«Avant de répondre à chacune des questions suivantes, laissez vos yeux se fermer. Détendez-vous et laissez-vous être en contact avec la vraie réponse à l'intérieur de vous.

❶ Jusqu'à quand voulez-vous vivre? Est-ce que vous vous aimez assez pour prendre soin de votre corps et de votre esprit? Regardez-vous le futur avec espoir ou avec peur? (Cette question aide à découvrir la volonté de vivre et la qualité du contrôle que la personne a sur sa vie!)

❷ Qu'est-il arrivé dans l'année ou les deux ans qui ont précédé l'apparition de votre maladie?

❸ Qu'est-ce que la maladie représente pour vous? Est-ce une menace de mort? Avez-vous envie de vivre quels que soient les obstacles?

❹ Comment avez-vous besoin de cette maladie?» (Il est connu que la maladie offre certaines permissions à ceux qui en souffrent: permissions de se reposer, de se distancer des problèmes quotidiens, de demander de l'aide ou de l'attention, de cesser temporairement de s'occuper des autres.)

Le but de ces questions n'est pas de culpabiliser qui que ce soit, mais de donner aux personnes malades la possibilité de réfléchir aux éventuelles causes psychologiques de ce qui leur arrive et, surtout, de mettre en place tout ce qui peut contribuer à la guérison.

Pour répondre à la question de savoir si l'on peut mourir de chagrin, il est certain que la mort d'un enfant représente une telle épreuve qu'il est tout à fait explicable de mourir d'une pneumonie alors que d'autres en guérissent.

Le côté extraordinaire de tout cela, c'est qu'on peut aussi guérir par l'amour, par la joie, par l'espérance, par le lâcher-prise. En cultivant ces émotions-là, en découvrant toutes les causes de joie tout au long des jours, il est possible de vivre mieux et parfois de guérir.

A MÉDITER...

«Aimer le prochain comme soi-même» est le principe de toute rencontre. Si vous n'avez pas de considération pour l'être humain que vous êtes, vous ne pouvez pas non plus estimer votre voisin, ni, bien sûr, l'aimer.

Françoise Dolto

Etre immuno-compétent

Certaines personnes me demandent de parler des aspects psychologiques du cancer, des groupes Simonton ou d'autres aspects concernant les défenses de notre corps.

Chaque année, de nouvelles recherches sont menées à bien, et de nouveaux ouvrages paraissent concernant ce lien longtemps décrié entre les dimensions psychologique et spirituelle et la dimension physique.

Les stress

Le docteur Martine Siffert, de Montpellier, rappelle que des stress répétés, chroniques, amènent à une certaine usure des capacités de l'organisme à maintenir son intégrité. C'est, entre autres, cet affaiblissement de l'immunité qui «fait le lit» de la maladie, et particulièrement du cancer.

Ce médecin souligne que c'est par un travail sur nos réponses comportementales, sur nos croyances que nous pouvons changer notre potentiel de lutte contre les maladies.

Résister

Elle rejoint ainsi d'autres chercheurs, tels que le docteur George F. Solomon, psychiatre californien qui, à la suite d'une étude extensive menée sur dix-huit malades atteints de sida, en arrive à poser une hypothèse audacieuse: il se pourrait que notre capacité à résister à la pression d'autrui reflète la capacité de notre système immunitaire à résister aux intrusions, donc aux infections.

Le docteur Solomon, qui est l'un des pionniers de ce qu'on nomme la psycho-neuro-immunologie, conduit des recherches depuis les années soixante, et dans celle qui est évoquée ici il réussit à mettre en évidence, à l'aide de tests de personnalité et de prélèvements sanguins permettant de mesurer la vitalité du système immunitaire, que les patients qui avaient le plus de lymphocytes T (de cellules gendarmes) étaient ceux qui montraient le moins d'anxiété, de dépression, de fatigue et de stress relié à leur maladie.

Savoir dire non

Chez les malades «combatifs», le docteur Solomon remarque une corrélation importante entre la capacité de dire non dans la vie et des fonctions immunitaires fortes. Cette capacité de dire non, de s'affirmer au lieu de s'autosacrifier permet de dire oui à ce que l'on choisit vraiment.

Cela fait bientôt deux mille ans qu'Hippocrate, Galien et plus tard Paracelse étaient d'accord sur un point: plus on est pessimiste, plus la maladie est longue à guérir, plus on est combatif, plus la guérison survient rapidement. Durant ces dernières décennies, on a compris pourquoi. Nous savons que des messagers chimiques permettent une communication constante entre le système nerveux central et le système immunitaire. Ces messagers, des neurotransmetteurs et des neurohormones, sont appelés dopamine, sérotonine, catécholamines, acétylcholine et endorphines. Les cellules immuno-compétentes envoient elles aussi des messages en retour au cerveau par le biais des lymphokines et de l'interleukine 1.

Quel profil?

Quel est le profil psychologique de la personne qui est vulnérable au cancer?

Bien qu'il faille se garder de conclusions rapides, car, comme le dit la psychologie moderne, les êtres humains sont beaucoup plus complexes que toutes les théories qui les décrivent, il est intéressant de lire l'ouvrage de Lydia Temoshok et Henry Dreher, *The Type C Connection*, paru chez Random House, New York, 1992 (en anglais uniquement).

Cinq tendances

Ces chercheurs, reconnus par leurs pairs, décrivent cinq grandes tendances qui caractérisent le comportement de type C.

❶ La résignation et l'impuissance. La personne internalise son stress, n'en parle pas et ne montre pas ce qu'elle ressent.

❷ L'absence de colère. Bien que la colère soit une émotion naturelle dans le répertoire de chaque personne, les individus qui présentent un comportement de type C ont une grande difficulté à l'exprimer et même à la reconnaître en eux. Ils diront volontiers:
— Si je suis en colère, je ne le dis pas.
— La colère ne fait pas partie de ma vie.

❸ Une très grande gentillesse. Les personnes de type C donnent l'impression d'une très grande amabilité. Cependant, cette gentillesse a un prix: la répression des sentiments, des émotions négatives et la consommation d'une très grande énergie pour maintenir un visage doux et souriant en toute circonstance.

❹ Une tendance au sacrifice de soi et une grande difficulté à prendre soin de soi. Etre bon et avoir de la considération pour l'autre, ce n'est pas cela qui est nocif. Le problème provient de cette obligation intérieure inflexible qui ne permet plus de choisir selon les circonstances et de se sentir obligé.

❺ Finalement, une tendance à ressentir de la peur, de l'angoisse, de la tristesse. «Mais qui n'en ressent pas?» direz-vous.

Le problème

La vie, qui n'est pas un jardin de roses, nous amène à traverser des déserts où la peur, l'angoisse et la tristesse sont présentes. Le problème réside dans le fait que les personnes de type C ne sont pas conscientes de ce qu'elles ressentent; ou alors, qu'elles éprouvent de la tristesse là où la colère serait plus adéquate. Lorsqu'on a passé par la maladie ou que l'on est actuellement malade, on peut être irrité par de telles recherches et des descriptions de «profils particuliers».

En deuxième analyse, les intéressés sentent bien qu'il y a quelque chose de «juste» dans toutes ces descriptions.

Alors, quoi faire?

Plusieurs options existent.

❶ Faire une autoanalyse personnelle et se poser les questions suivantes, proposées par Maurice Roy:
a) Est-ce que mon travail, mes activités quotidiennes, les relations avec mes amis sont «signifiants»?
b) Suis-je capable d'exprimer ma colère de façon appropriée?
c) Suis-je capable de demander de l'aide à ma famille ou à mes amis quand je me sens seul ou angoissé?
d) Suis-je capable de dire non à quelqu'un qui me demande une faveur si je ne peux pas ou n'en ai pas envie?
e) Est-ce que je m'adonne à des activités reliées à la santé: exercices physiques, alimentation saine, méditation, en fonction de mes besoins?

Puis il faut en tirer les conclusions et faire un plan de changement.

❷ Me joindre à un groupe de développement personnel ou faire une démarche psychothérapeutique.

❸ Si j'ai un cancer, que j'aie peur d'en avoir un, que j'accompagne un parent ou ami cancéreux ou sidéen, décider de me joindre à un groupe de «support pour personnes atteintes de cancer ou autre maladie grave». Ces groupes se nomment aussi groupes Simonton ou groupes Transformation.

A MÉDITER...

Et l'on finit par comprendre qu'un grand idéal se poursuit à travers des faisceaux d'actions d'humble apparence, de même que les grandes pensées s'expriment à l'aide de pauvres mots, et que les plus subtiles harmonies sont faites de sept notes qui, à elles seules, n'ont ni sens ni beauté.

France Pastorelli

Le phénomène du «burn-out»

Depuis quelques années, ce terme est à la mode, il veut dire «brûlé», «consumé», comme une allumette ou une bougie.
L'état que ce terme décrit est très fréquent, les récits suivants le mettent en évidence:
«Je suis infirmière et travaille dans une institution depuis quinze ans. Lorsque j'ai commencé à pratiquer ma profession, j'étais enthousiaste, rien ne me rebutait; fallait-il remplacer une collègue, travailler la nuit après avoir fait la journée, je me portais volontaire. J'aimais les malades que je soignais... Je ne sais pas ce qui s'est passé, je me retrouve aujourd'hui fatiguée, déprimée, parfois révoltée par des "chefs" incompétents, par certains médecins qui ne nous montrent aucune considération et parfois même par des patients qui sont exigeants alors que j'ai trop de travail.»
Ou encore:
«J'aimerais vous demander conseil. Cela fait plusieurs mois maintenant que je n'arrive plus à faire face à ma vie quotidienne. Mon épouse est malade depuis bientôt trois ans, notre fils nous cause beaucoup de soucis et je ne supporte plus très bien mon travail (je suis chauffeur de taxi!). Les clients m'irritent, la circulation me fatigue et pourtant j'ai besoin d'être en forme. Qu'est-ce qui m'arrive? J'étais une force de la nature!»

CE QU'EST LE «BURN-OUT»

Les situations décrites ici sont si fréquentes qu'il vaut la peine de bien comprendre le phénomène «burn-out» qu'elles illustrent et d'en connaître la prévention. Il s'agit d'un état d'épuisement émotionnel, de détresse qui conduit à une diminution des possibilités d'accomplir ce que l'on désire accomplir. Cet état se rencontre particulièrement chez des personnes qui travaillent en relation avec le public. L'origine du «burn-out» est plus particulièrement à trouver dans les interactions sociales entre la personne épuisée et ceux dont elle s'occupe. L'un des symptômes majeurs est que ceux qui en sont victimes se sentent «drainés», épuisés. Cet épuisement les amène à prendre de la distance, à se détacher, à ne plus pouvoir manifester de la compassion à l'égard des autres.

COMMENT Y ARRIVE-T-ON?

Les experts dans ce domaine postulent qu'il y a deux facteurs essentiels: la personne qui aide et la situation dans laquelle le travail s'accomplit. Parmi les caractéristiques de ceux qui souffrent de «burn-out», on trouve très souvent une tendance à se blâmer soi-même lorsque la situation est difficile, à croire que l'on est incompétent, à exiger beaucoup de soi-même et à vouloir être tout à tous. Cette tendance peut être renforcée par le système dans lequel travaille la personne épuisée, tant il est vrai qu'il est plus simple de penser qu'un subordonné a un problème plutôt que de se poser des questions quant aux conditions de travail et aux systèmes qui favorisent l'apparition de l'épuisement.
L'un des signes les plus significatifs du «burn-out» est la tendance de celui qui le vit à voir d'une manière négative, et même

parfois un peu cynique, ceux dont il s'occupe, alors qu'il avait coutume d'avoir envers eux un regard positif et empathique. Alors qu'ils étaient connus pour leur disponibilité et leur sollicitude envers leurs clients, les gens souffrant du «burn-out» ne s'intéressent plus qu'aux problèmes et non plus aux personnes.

CLIENTS INGRATS

Le lieu de travail est aussi très important, bien sûr. Il s'agit parfois de travaux nécessaires et où la gratification par le client n'est pas fréquente.

En effet, qui penserait à remercier la contractuelle qui vient de glisser une contravention sous l'essuie-glace, ou le douanier qui insiste pour que le conducteur sorte de sa voiture pour aller ouvrir le coffre, alors que ce dernier est pressé d'arriver au terme de son voyage? Les gardiens de prison, les policiers, les percepteurs d'impôts souffrent de ce même manque de retour positif de la part de ceux dont ils s'occupent.

Ceux qui pratiquent des professions d'aide ne sont pas toujours mieux lotis, tant il est vrai qu'il est plus facile pour beaucoup de gens de dire ce qui ne va pas que de souligner ce qui est positif.

Certaines situations professionnelles mettent en contact ceux qui les vivent avec un haut niveau de stress émotionnel, souffrance chronique, mort, démence, emprisonnement, par exemple. Ceux qui côtoient ces problèmes au quotidien subissent un stress qui peut mener au «burn-out».

Il y a, enfin, le problème de l'«absence d'évolution». Presque tous les humains sont d'accord d'apporter de l'aide à un autre être humain. Ce qui devient parfois surhumain, c'est de garder son calme, sa sérénité et sa compassion lorsque les choses ne changent pas, lorsque le client revient voir le travailleur social avec le même problème pour la huitième fois, alors que des mesures nombreuses ont été prises et que la personne qui aide semble être à court de ressources à offrir.

L'ENFER DES COLLÈGUES

A part le «client», le parent, l'ami, il y a encore les collègues! On parle beaucoup de travail en équipe, de travail de groupe, de multidisciplinarité; tous ces termes peuvent recouvrir un enfer. Il arrive que le plus grand motif de frustration soit le groupe de collègues! La compétition, parfois entretenue par l'institution, les jalousies, les intrigues, les vexations de toute sorte jouent un rôle capital dans l'apparition du «burn-out».

Les supérieurs peuvent aussi constituer des problèmes importants. Dans l'escalade actuelle de la bureaucratie, les employés se sentent souvent incompris, non considérés, surchargés, et cela augmente la tendance à l'épuisement.

LE COÛT DU «BURN-OUT»

Le problème émotionnel causé par le «burn-out» peut être accompagné par de l'épuisement physique, qui se manifeste par de la tension, de l'insomnie, des cauchemars, des angoisses. Dans cet état, l'individu est plus susceptible de «tomber malade», il attrape des rhumes, sinusites, angines, il fait parfois usage de médicaments. Son estime de lui-même diminue et il éprouve un sentiment d'échec. Il arrive qu'un état dépressif s'installe.

Le coût sur la personne elle-même, son entourage, son lieu de travail est énorme en souffrance morale, jours de maladie, perte de motivation et absentéismes divers.

COMMENT EN SORTIR?

Tout d'abord, se fixer des buts réalistes. Chacun de nous est responsable d'apporter sa pierre à l'édification d'un monde plus juste, plus humain.

Oui, apporter **sa** pierre. Personne ne peut le bâtir seul. L'important est d'être fidèles à la place où nous sommes et de faire tout ce qui est faisable dans le temps de travail que nous devons aux institutions qui nous emploient. Garder du temps pour des projets personnels et du ressourcement est indispensable.

En d'autres termes, il s'agit d'être réaliste, d'avoir un idéal et d'éviter de le prendre pour un objectif atteignable. Le rêve impossible ou l'étoile à laquelle on accroche son chariot peuvent servir de motivation et non de but.

● **Faire les choses autrement et non pas en faire plus!** Sortir de la routine, étudier ce qui peut être changé et développer de nouvelles options.

● **Prendre des pauses conscientes.** Au lieu de se précipiter sur un café alors qu'on vient de vivre un moment de grande tension, pourquoi ne pas s'isoler, même cinq minutes et respirer, se détendre, se recentrer?

A midi, si c'est possible, aller marcher, admirer les arbres en fleurs, vider son esprit.

Si c'est nécessaire, consulter son médecin à ce stade-là, avant que la situation ne se dégrade encore, et voir avec lui si une «pause médicale» est indiquée. Cinq jours de repos à ce moment-là coûteront moins cher que deux mois d'absence pour dépression.

● **Prendre les choses pour ce qu'elles sont, éviter de personnaliser**. Il arrive que la situation de «burn-out» encourage la personne à réagir trop rapidement et à se sentir facilement attaquée. Avant de réagir, il est important de se demander ce qui se passe et parfois de vérifier un ressenti avec une personne neutre.

● **Prendre soin de soi.**
— Faire un bilan de tout ce qui a été fait de positif.
— Faire une addition de tout ce qu'on aime dans son travail.
— Se reposer, trouver quelqu'un qui soit d'accord de nous faire des massages, de la réflexologie, du toucher thérapeutique ou n'importe quelle autre approche, permettant une harmonisation énergétique.
— Prendre soin de soi par le biais d'une nourriture saine et «vivante».
— Se faire des cadeaux, se traiter comme son meilleur ami.
— Utiliser la relaxation et la visualisation.

● **Se connaître.**
— Connaître ses forces, ses faiblesses, ses besoins.

Il est aussi utile de connaître certains moyens naturels de lutter contre le «burn-out» ainsi que de voir comment les institutions, le monde du travail en général, peuvent être modifiés afin que le «burn-out» ne devienne pas une épidémie.

A MÉDITER...

Chacun d'entre nous a l'occasion, le privilège d'apporter sa contribution en créant un monde qui soit bon pour tous. Voilà qui demandera du courage, de l'audace et du cœur. Voilà qui est bien plus radical qu'une révolution — c'est le début d'une transformation de la qualité de la vie sur notre planète. Vous avez le pouvoir de donner le coup d'envoi dont l'écho se répandra tout autour du monde.

Si ce n'est pas vous, qui?
Si ce n'est pas maintenant, quand?
Si ce n'est pas ici, où?

Ken Keyes

La mémoire qui flanche

«Ma mémoire baisse, il m'arrive de ne plus me souvenir du numéro de téléphone de mes proches, du nom ou du prénom de personnes que je connais depuis des années, je cherche mes clés, mes lunettes, mon porte-monnaie. Quelquefois, je m'inquiète et me demande où cela s'arrêtera. J'ajoute que j'ai 66 ans. Pourriez-vous m'indiquer des moyens de diminuer cette perte de mémoire?»

● **Cette mémoire, de quoi est-elle faite?**
La mémoire est un mécanisme extraordinaire qui nous permet, dès les premières années de notre vie, d'accumuler des données, de constituer notre bibliothèque ou filmothèque de souvenirs. C'est ce stockage de données qui constitue notre personnalité et qui nous rend si différents des autres. Chaque personne constitue sa propre réserve d'images, de messages, de sons, et même de vrais jumeaux, lorsqu'ils évoquent des scènes qu'ils ont vécues ensemble, ne se souviennent pas des mêmes détails. Tout ce que nous voyons, sentons, entendons peut s'inscrire dans la mémoire, et cela dès les premiers jours de la vie. Certains pensent même que ce stockage commence avant la naissance.

● **La mémoire fonctionne en trois temps qui se suivent.**

❶ **La phase d'acquisition:** durant laquelle une personne fait entrer des données dans sa mémoire, consciemment ou sans s'en rendre compte.

❷ **La phase de stockage:** on «garde en mémoire». Tout n'est pas stocké et ce qui l'est peut se déformer ou disparaître après un certain temps. Il y a des limites aux possibilités de stockage ou d'archivage.

❸ **La phase de rappel:** il arrive bien souvent que les données soient stockées, mais qu'on n'arrive pas à les faire ressortir. «Je l'ai sur le bout de la langue»... «Zut, j'avais retrouvé son nom et il est parti!» Une «bonne» mémoire demande l'enchaînement harmonieux des trois phases, car chaque étape dépend en fait de celle qui la précède.

● **Augmenter les capacités de sa mémoire.**
Il existe toute une série de moyens:
❶ Les exercices pour entraîner la mémoire.
❷ L'amélioration de l'état physique général.
❸ Les mesures alimentaires.
❹ L'exercice physique.
❺ Les préparations pharmaceutiques.

❶ **Les exercices pour la mémoire**
▶ **L'attention:** nous baignons dans un tel flot d'informations qu'il est fondamental de prêter attention à ce dont nous voulons nous souvenir. Quelqu'un qui converse avec un ami, tout en regardant d'un œil le journal télévisé et en sirotant une bière, a peu de chances de se souvenir de ce que son ami lui a dit, du contenu du journal télévisé et du goût de la bière. Il faut donc choisir! Porter son attention sur l'élément que l'on désire mémoriser. Si je pose mes lunettes à un endroit donné, je prends quelques secondes pour bien regarder où je les pose et pour fixer cette donnée dans ma mémoire.

▶ **L'intérêt personnel:** lorsqu'il faut retenir un chiffre, un nom, une information quelle qu'elle soit, on peut personnaliser les données. Votre numéro de carte de crédit est le 6580; pour le retenir facilement, pensez à l'âge de la retraite (65), puis à l'âge auquel votre père ou votre mère est décédé(e) (80) — plus jamais vous n'oublierez ces chiffres, vous les aurez rattachés à vous, à votre histoire personnelle.

▶ **L'envie de retenir:** vouloir retenir, vouloir se souvenir rend plus actifs tous les systèmes de la perception, voilà pourquoi on retient mieux ce qui nous intéresse.

▶ **Les associations:** plus une personne peut faire d'associations, mieux elle retient. Pour mémoriser un mot abstrait, posez-vous la question: «A quoi ce mot me fait-il penser?» C'est une sorte de jeu intérieur de construction autour du mot à retenir.

▶ **La répétition:** souvent nommée «mère de l'apprentissage», elle est un élément fondamental de la mémorisation. La répétition forme une trace, un «sentier» qui permet de retrouver le mot ou l'idée.

▶ **La mémoire et l'émotion:** certains souvenirs sont gravés en nous, et nous disons à leur propos: «Ça, je ne l'oublierai jamais!» Pourquoi? Parce qu'à ce moment-là nous étions en état de forte émotion.

▶ **Les interférences:** mémoriser peut se révéler très facile lorsque la personne est concentrée. Toute information parasite tend à favoriser l'oubli. Admettons que vous venez de lire l'heure de la séance de cinéma à laquelle vous désirez assister et que l'ambulance passe dans la rue sirène hurlante, vous pensez pour un instant à cette ambulance, et l'heure de la séance de cinéma vous a échappé.

Il y a donc quelques aspects à exercer lorsqu'on désire cultiver sa mémoire:
→ Donner son attention entière.
→ Etre intéressé par ce qu'on veut mémoriser.
→ Avoir envie de retenir l'information.
→ Créer des associations de mots ou d'idées.
→ Associer des émotions, telle la joie, à ce qu'on veut retenir.
→ Eviter les interférences.

❷ **L'amélioration de l'état physique général**
La mémorisation est plus difficile et l'oubli plus rapide lorsqu'on est fatigué, convalescent, affaibli.

La première mesure est alors de se reposer, de bien dormir, de faire de la relaxation et de bien se nourrir.

❸ **Les mesures alimentaires**
Les vertus de l'ail ne sont plus à décrire. Consommer de l'ail cru ou de l'ail en gélules régulièrement.

Dans la mesure du possible, manger surtout des légumes, des fruits, des graines germées. Diminuer la quantité de graisses et de féculents. Tout ce qui peut diminuer les dépôts de cholestérol dans les artères favorise la circulation sanguine dans le cerveau, et de ce fait son bon fonctionnement.

❹ **L'exercice physique**
Il s'agit là d'un moment d'oxygéner le cerveau. Il n'est pas nécessaire de pratiquer un sport compliqué ou de grimper au sommet du Mont-Blanc, la marche est un excellent moyen de faire travailler tous les organes du corps et d'oxygéner les tissus du cerveau.

La plupart des étudiants savent, que lorsqu'on a bien préparé un examen il vaut mieux faire une promenade en forêt dans les heures ou jours qui précèdent, plutôt que de rester à sa table de travail à revoir encore une fois une matière connue, en buvant du café noir et en fumant des cigarettes. A n'importe quel âge de la vie, ceci reste valable: bouger et respirer profondément augmente la capacité de mémoriser.

QUELS REMÈDES?

❺ **Les préparations pharmaceutiques**
Il existe de nombreuses préparations à base d'ail et de ginkgo qui peuvent se révéler utiles. Un pharmacien peut vous conseiller. Certains peuvent même composer des tisanes permettant de stimuler la mémoire ou encore proposer un médicament homéopathique.

En conclusion, les défaillances de la mémoire ne sont pas inévitables, il existe des moyens de les prévenir ou de les diminuer. Bon courage à tous ceux qui luttent pour conserver la mémoire de leurs 20 ans.

A MÉDITER...

Aimer, ce n'est pas être ému par un autre.
Avoir de l'affection sensible pour un autre.
S'abandonner à un autre.
Admirer un autre.
Désirer un autre.
Vouloir posséder un autre.
Aimer, c'est essentiellement «se donner» à un autre et aux autres.
Aimer, ce n'est pas sentir. Si tu attends pour aimer d'être poussé par la sensibilité, tu n'aimeras que peu de gens sur terre... et sûrement pas tes ennemis.
Aimer n'est pas une démarche instinctive, c'est la décision consciente *de la volonté d'aller vers les autres et de se donner à eux.*

Michel Quoist
Réussir

« J'ai peur de l'anesthésie »

Y a-t-il des précautions à prendre avant de subir une anesthésie?
Oui, bien sûr! Avant toute anesthésie prévue, le chirurgien enverra le patient en consultation préanesthésique.
Le médecin définira alors les risques propres à chaque personne et choisira ensuite la technique anesthésique qui convient le mieux. Ce choix se fait en fonction de l'âge de la personne, de ses antécédents et des raisons pour lesquelles on l'opère.

Quelle anesthésie?

Comment choisit-on entre une anesthésie générale et une anesthésie locale?
L'anesthésie générale entraîne une perte de conscience totale du patient. Le produit utilisé permet l'endormissement du malade, une analgésie, c'est-à-dire que la personne n'aura pas de douleurs pendant l'opération, et enfin une curarisation, qui fera que la personne opérée reste immobile durant l'intervention. Ces produits sont administrés par voie intraveineuse et/ou par inhalation de gaz.
Le choix de ces produits est complexe et dépend de l'âge du patient, de sa pathologie et de sa condition physique.
L'anesthésie locale n'insensibilise qu'une partie du corps.
On connaît bien celle qui est nommée péridurale et qui insensibilise le bassin, ainsi que la rachianesthésie qui, elle, provoque l'anesthésie du petit bassin et des membres inférieurs par une injection dans le canal rachidien.

Informer le médecin

Avant toute anesthésie, il est important de prévenir le médecin des traitements médicamenteux pris parallèlement afin qu'il puisse éviter toute interaction dangereuse entre les différents produits.
Comment cela se passe-t-il lorsqu'on doit être opéré d'urgence, après un accident par exemple?
Il est beaucoup plus difficile de faire une anesthésie en urgence que lorsqu'elle a pu être prévue, car les malades n'ont pas été préparés. Parfois ils sont choqués, souvent ils ont mal et peur. Les conditions sont alors plus complexes et la collaboration entre les différents intervenants est de première importance, ainsi que leurs compétences cliniques et leur habitude des urgences.

Le facteur de l'âge

Est-il plus dangereux de subir une anesthésie lorsqu'on est âgé?
Oui, l'âge est un facteur de risque. Par exemple, les doses d'anesthésiques seront plus faibles, la surveillance sera accrue. Malgré cela, l'anesthésie a fait des progrès immenses ces dernières années et, actuellement, on peut opérer une personne quel que soit son âge.

Rassurer l'enfant

Y a-t-il des risques à anesthésier un enfant?
Non, il n'y a pas plus de risques que pour un adulte. L'important est que l'enfant fasse connaissance avec l'anesthésiste, qu'on lui

explique ce qui va se passer, qu'il puisse éventuellement voir les salles d'opération ou, en tout cas, jouer avec un masque et comprendre le déroulement des événements. Plus l'enfant est rassuré, meilleur est le contact entre l'anesthésiste et lui, plus l'intervention se passera dans de bonnes conditions.

LA FEMME ENCEINTE

On entend dire que l'anesthésie est dangereuse pour une femme enceinte. Qu'en est-il?

A l'heure actuelle, les effets de l'anesthésie sur le fœtus et sur la femme enceinte sont bien connus, et les spécialistes savent prendre toutes les précautions qui s'imposent étant donné les modifications cardio-vasculaires et respiratoires qu'entraîne la grossesse.

Une femme enceinte peut-elle demander à être anesthésiée pour accoucher?

Personnellement, j'estime que toute femme a le droit de demander d'accoucher avec une anesthésie péridurale. Cela se pratique beaucoup plus que chez nous dans les pays anglo-saxons. Cependant, il est important que la femme enceinte connaisse bien toutes les possibilités qui s'offrent à elle et qu'elle soit informée complètement sur les risques et les avantages de chaque approche.

SE PRÉPARER SOI-MÊME

Le patient peut-il se préparer à une anesthésie?

Parfaitement. Il peut chercher à s'informer, dialoguer ouvertement avec son médecin et avec son anesthésiste. Il peut se reposer et respecter très fidèlement les consignes telles qu'être à jeun et ne pas consommer des médicaments non prescrits.

Le patient a également la possibilité de se préparer psychologiquement, par des visualisations par exemple.

En effet, un malade calme et confiant est dans de bien meilleures conditions pour être anesthésié qu'un patient anxieux, angoissé.

Le Dr Epstein, dans son livre *Visualisation de guérison*, Ed. Jouvence, 1989, offre une visualisation de préparation préopératoire. Son nom est «Le sourire après l'opération». L'intention de cette visualisation est de sortir de l'opération en bonne santé. Cette visualisation est à faire tous les matins, de une à deux minutes pendant les sept jours qui précèdent l'opération.

UNE VISUALISATION

Aller à l'hôpital, même pour une intervention mineure, provoque toujours de l'anxiété. La visualisation suivante peut permettre de la surmonter.

«Fermez les yeux. Expirez trois fois et imaginez-vous assis dans votre lit, après l'opération, souriant à vos visiteurs. Puis vous sortez de l'hôpital, main dans la main avec l'être aimé. Vous prenez la grande porte, et vous rentrez chez vous, à pied ou au volant de votre voiture. Ouvrez les yeux.»

Le livre du Dr Epstein contient des visualisations contre la douleur et pour aider au contrôle de toutes sortes de symptômes gênants qui pourraient se produire. C'est une mine d'or à emporter avec soi lorsqu'on doit être hospitalisé.

DE GRANDS PROGRÈS

En conclusion, il est possible de dire que la personne qui, aujourd'hui, doit subir une anesthésie bénéficie des progrès immenses accomplis ces dernières années dans cette discipline. Entre le masque à éther qu'on maintenait sur le visage du futur opéré et les techniques actuelles, il y a des «années lumière».

Toute crainte ou question peut être discutée avec le médecin ou l'infirmier-anesthésiste qui répondra volontiers.

A MÉDITER...

Quand on est vieux, on a moins, on peut moins, on est moins. Mais on a aussi l'occasion d'apprendre, dans l'émerveillement et la reconnaissance, que ce moins peut valoir plus et signifier davantage.

André de Robert

J. est séropositive

«Après une adolescence difficile, des fugues, un passage par le milieu de la drogue, temps infernal pour elle, pour nous, pour ses études, J. est maintenant devenue une jeune femme responsable, utile à la société. Sa lutte contre la drogue a duré plusieurs années et elle en est sortie tout à fait.

»Tout semblait (enfin!) se mettre en place, une place d'apprentissage était trouvée, un patron sympa, des amis bienfaisants, pendant trois ans j'ai été vraiment heureuse. Je me disais: "Ça y est! Nous voilà sortis du tunnel." J'en arrivais à oublier tout ce que j'avais vécu. Les relations entre ma fille et moi étaient confiantes, détendues, pleines d'affection... et puis voilà... depuis quelques semaines, nous savons qu'elle est séropositive, qu'elle risque de mourir du sida! Je suis tellement révoltée, ça n'a pas de sens! Que puis-je faire pour ma fille?»

QUE FAIRE?

La question posée ici est importante. Votre fille a maintenant 24 ans, elle est majeure, et ne vit pas avec vous. Demande-t-elle que vous lui veniez en aide? S'est-elle adressée à vous en vous demandant quelque chose de précis? C'est la première chose à clarifier. Admettons que votre fille vous ait demandé de l'aider à faire quelque chose de précis pour vivre au mieux tout en étant porteuse de ce virus HIV. Vous pouvez alors la soutenir dans sa recherche d'informations, dans sa recherche de moyens de soutien.

A côté d'une relation suivie avec un médecin généraliste en qui elle a confiance, il peut être utile pour elle d'être aussi en contact avec un médecin homéopathe, de lire des livres positifs, de faire un sport qu'elle aime, d'apprendre à vivre pleinement et sainement. Vous pouvez aussi l'encourager à rechercher le support d'un groupe de développement personnel ou le soutien d'un psychothérapeute.

ETRE À L'ÉCOUTE

Les suggestions ci-dessus ne sont qu'indicatives, car toutes les situations sont différentes. C'est votre fille qui doit choisir ce qui lui semble «bon» pour elle, et votre rôle peut être de l'aider à trouver les informations.

Deuxième hypothèse, votre fille ne vous demande rien de particulier. Elle vous parle de ce qu'elle vit, elle partage ce qu'elle ressent et ne vous adresse aucune demande directe. Voilà une situation difficile pour vous. En fait, votre fille cherche une écoute attentive, une personne aimée disponible, elle vous appelle à **être** plutôt qu'à **faire**. Etre à côté d'elle, lutter contre une maladie «possible» en prenant soin de soi, en se mettant dans les meilleures conditions pour que les pouvoirs de défense de l'organisme puissent agir pleinement.

Vu l'âge de votre fille, l'absence apparente (semble-t-il!) de demande précise de sa part à votre égard, une attitude de support et d'écoute est fondamentale.

COMMENT VIVRE CELA?

«Je ne pourrai jamais supporter à long terme de savoir cette épée de Damoclès sur la tête de ma fille!»

En effet, c'est une situation extrêmement difficile à vivre, d'autant plus que vous êtes avant tout appelée à être et non pas à faire. Il est important de prendre soin de vous-même dans cette épreuve.

❶ En vous informant au maximum. Il existe beaucoup de documents, de livres sur la séropositivité et sur le sida. Etre séropositif ne veut pas dire «avoir le sida». De très nombreuses personnes séropositives vivent pleinement. Elles ont appris à faire face, à gérer leur santé, à équilibrer leur vie sur les plans bio-psycho-socio-énergétique et spirituel.

❷ En accueillant votre fille chaque fois que l'occasion se présente, en soutenant son espoir, en vous concentrant sur la joie d'être avec elle ici et maintenant et en refusant de laisser polluer les moments forts de votre relations par la peur.

❸ En trouvant du support pour vous. L'appartenance à un groupe de développement personnel peut aussi être source de courage, elle peut permettre le partage avec d'autres personnes de votre «ressenti», de vos craintes.

❹ En vous donnant assez de repos et en apprenant à utiliser la relaxation et la visualisation pour vous régénérer.

❺ En augmentant tout ce qui est positif dans votre vie. Voyez des amis en compagnie desquels vous êtes bien, trouvez un moyen d'être en contact avec la beauté, achetez-vous des fleurs, prenez le temps d'écouter la musique que vous aimez.

❻ Trouvez des moyens de vous enraciner solidement sur le plan spirituel, que ce soit dans la religion que vous pratiquez ou, plus largement, dans une dimension spirituelle qui vous convient: vous pouvez utiliser la prière, la méditation, la lecture de textes divers, le contact avec la nature.

Etre mère d'un enfant séropositif, c'est en effet une épreuve importante à vivre, c'est un appel à **être**, à accueillir, à soutenir, à vivre ici et maintenant, à mettre à profit chaque instant, à vivre l'espoir au quotidien, à pratiquer l'amour inconditionnel, le lâcher-prise.

POUR GRANDIR

Je vous souhaite la sérénité et l'ouverture utiles pour que vous puissiez grandir dans ce temps difficile et ainsi apporter à votre fille ce qui lui est le plus nécessaire: l'espoir, et l'amour qui ne reproche rien et qui ne pose aucune condition.

A MÉDITER...

*Ne perdons pas notre temps à soupirer
Après des choses glorieuses, mais impossibles.
N'attendons pas, dans une molle apathie,
Qu'il nous pousse des ailes d'ange.
Ne dédaignons pas d'être d'humbles chandelles,
Car chacun ne peut être une étoile,
Mais éclaircissons l'obscurité
En brillant là où nous sommes.
L'humble lumignon est nécessaire
Aussi bien que le superbe soleil,
Et l'acte le plus simple est ennobli
Lorsqu'il est dignement accompli.
Nous pouvons ne jamais être appelés
A éclairer de lointains lieux assombris.
Donc, remplissons notre mission,
En brillant simplement là où nous sommes.*

Max Hendel

Merci, Dr Kousmine!

Née en Russie

Lorsque naît la petite Catherine en 1904, en Russie, sur les bords de la Volga, les tsars règnent toujours.

Il y a bien des troubles, une agitation sociale épisodique, mais on ne peut imaginer la révolution qui se prépare. La famille Kousmine est aisée et, dès 1908, le père de Catherine loue un appartement à Lausanne, appartement dans lequel la famille s'installera définitivement dès 1916, poussée à le faire par la guerre.

Catherine doit changer de système scolaire, rattraper certaines matières telles que le latin, les mathématiques, afin d'être capable de suivre le programme dispensé au gymnase scientifique des garçons.

Le père de la jeune femme l'aide, l'encourage, la conseille. Avec un esprit d'ouverture étonnant, il lui permet d'opter pour la médecine et trouve l'argent nécessaire à son entretien et à ses frais de scolarité, bien qu'il ait perdu tout ce qui lui appartenait en Russie.

Pédiatre d'abord

En 1928, le Dr Kousmine reçoit son diplôme fédéral de médecin avec une spécialisation en pédiatrie à Zurich. Au sortir de ses études, elle gagne la moitié de ce que gagnent les hommes aux mêmes postes.

De retour à Lausanne, sa spécialité n'est pas reconnue. Les consultations pour enfants se paient tout simplement demi-tarif! Alors, pour vivre, Catherine Kousmine se fait généraliste.

L'approche globale

Durant plusieurs années, je n'ai connu Catherine Kousmine que par personne interposée. En effet, lorsque j'animais des groupes de personnes atteintes de maladie cancéreuse qui pratiquaient l'approche Simonton, plusieurs d'entre eux étaient suivis par la «doctoresse Kousmine». Au-delà de la dimension alimentaire pour laquelle ce médecin est le plus connu, l'approche globale de la personne était une pratique habituelle de ce grand docteur bien avant que ce qu'on nomme souvent l'«approche holistique» soit à la mode. Catherine Kousmine savait insuffler l'espoir, elle croyait au rôle primordial de la prise en charge du patient par lui-même. Elle avait expérimenté combien le «médecin extérieur» ne peut avoir une action efficace que s'il se joint au «médecin intérieur», c'est-à-dire à la sagesse profonde de la personne malade elle-même.

Ainsi, dans les groupes de patients, beaucoup d'information s'échangeait, des recettes passaient de l'un à l'autre, et parfois des pique-niques Kousmine clôturaient le cours.

Un séminaire avec elle

Dans les années soixante-dix, lorsque je dirigeais une grande école d'infirmière et de sages-femmes, j'avais obtenu du président du conseil d'école la permission d'organiser un séminaire avec la doctoresse Kousmine, à condition qu'il y ait d'autres médecins. Le débat eut lieu et il fut inoubliable. Contrée parfois très violemment par des confrères plus jeunes ne partageant pas son avis et mettant en question ses résultats de recherche, Mme Kousmine gardait une sérénité extraordinaire. J'ai bien souvent pensé à elle lorsque je me suis trouvée dans des situations un peu semblables.

L'un des problèmes de la doctoresse Kousmine a été qu'elle a eu tort d'avoir raison trop tôt. L'alimentation et le cancer, cela n'avait rien à voir l'un avec l'autre il y a quelques décennies.

Aujourd'hui, les publications concernant l'alimentation et le cancer ne se comptent plus. L'hygiène intestinale ou la prescription de lavements particuliers que l'on nomme parfois «irrigations côloniques» sont de plus en plus pratiquées. Il y a quelques mois, j'ai reçu la lettre d'un médecin qui me disait à quel point il avait lui-même été aidé par ce traitement alors qu'il souffrait d'un cancer.

Par la même occasion, il m'indiquait des centres extrêmement sérieux pratiquant cette approche. Ce médecin me demandait pourtant de ne pas mentionner son nom, étant donné les avis divergents quant à cette pratique.

Une association

Plus tard, ces dernières années, j'ai eu l'occasion de revoir Mme Kousmine, qui se préoccupait de la brande pédagogique de son œuvre.

En femme réaliste et prévoyante, elle avait contribué à créer, le 21 octobre 1985 à Paris, l'Association médicale Kousmine, dans «le but de vérifier les hypothèses posées par le Dr Catherine Kousmine et d'aider à la diffusion de sa pensée par l'organisation de cours, de conférences, de congrès, par l'utilisation de tout moyen de diffusion et d'information, par la publication d'ouvrages ou d'études (entre autres)». Le siège de l'association est au 4, rue du Morvan, F-21000 Dijon.

Depuis 1988, l'Association médicale Kousmine est rattachée à la Fondation Docteur-Catherine-Kousmine, dont la doctoresse définit ainsi la mission: «Elle a pour but la diffusion, le maintien, la sauvegarde et le développement des principes alimentaires, médico-alimentaires et médicaux que j'ai mis au point et appliqués depuis de nombreuses années.

»Dans la mesure de ses moyens, la fondation pourra créer des services de soins, des maisons de cure et de repos, des restaurants et cantines dans lesquels seront mis en pratique les méthodes et principes développés dans mes écrits.

»Elle est destinée à me survivre.»

La méthode Kousmine

Que comprend-elle donc, cette méthode qui a fait tant couler d'encre?

Le Dr Philippe-Gaston Besson, l'un de ses successeurs, la décrit ainsi.

Il s'agit d'une approche à cinq piliers.

❶ **Une alimentation saine.** Certains aliments indispensables au maintien de notre bonne santé ne font plus partie de notre alimentation quotidienne: céréales complètes, huiles pressées à froid et riches en acides gras insaturés. De ce manque découlent des carences chroniques au niveau des vitamines des groupes B et F et en oligo-éléments.

D'autre part, des aliments superflus sont de plus en plus consommés, par exemple les protéines animales, le sucre, les graisses animales.

❷ **Un complément en nutriments.** Il s'agit là de rééquilibrer l'alimentation. Une carence de longue durée nécessite un complément de vitamines et d'oligo-éléments.

❸ **L'hygiène intestinale.** Une alimentation trop riche en sucre et en protéines modifie la flore normale de l'intestin et favorise le développement d'une flore de putréfaction pathogène. L'état général s'en trouve atteint et, de ce fait, des maladies peuvent apparaître.

❹ **La lutte contre l'acidification anormale de l'organisme.** Le manque chronique de certaines vitamines et oligo-éléments a provoqué, à la longue, une acidification anormale de l'organisme. Celle-ci fragilise la

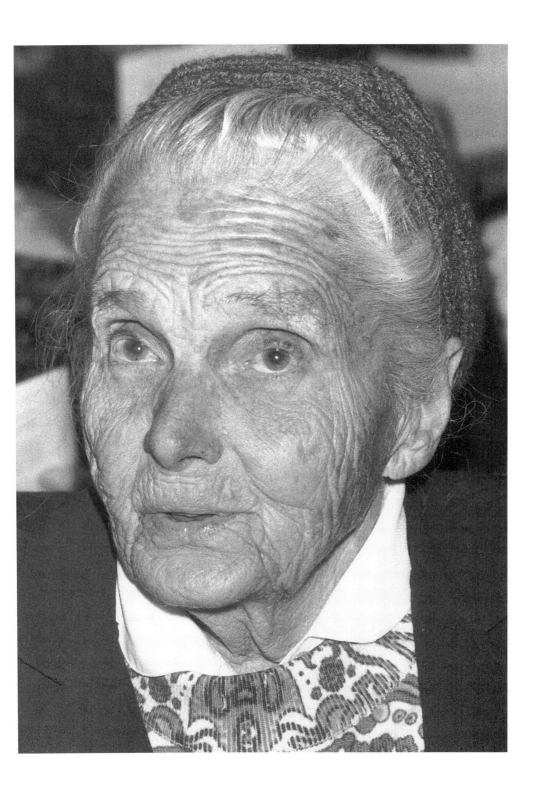

personne, produisant une fatigue chronique et une plus grande sensibilité aux infections. Ce problème se corrige par la prise quotidienne de citrates alcalins.

❺ La cure de vaccin. Il s'agit d'une technique de déviation des anticorps et d'immunomodulation douce qui se révèle très efficace dans certaines pathologies rhumatismales et respiratoires.

En fait, on pourrait ajouter **le pilier formation**. Conscience et responsabilité sont les maîtres mots de cette vision que voudrait avoir tout être humain, ainsi que «maintien d'une attitude positive et responsable».

La crème Budwig fait partie du pilier 1 ainsi que d'autres spécialités dont on a beaucoup parlé. Mais il ne s'agit là que d'un aspect de la méthode.

A MÉDITER...

En guise de méditation, je vous propose un texte écrit en 1795 par le Dr Hahnemann, fondateur de l'homéopathie, à un prince qui sollicitait son avis quant au choix d'un médecin.

Mon cher Prince,

Avec plaisir, je vois que vous aimez remettre le soin de votre santé aux mains d'un homme qui aurait toute votre confiance. Cherchez un homme simple, un homme de bon sens, qui mette de la conscience dans ses études et dans ses enseignements, qui sache répondre avec clarté et précision à toutes les questions de sa compétence, qui ne se prononce jamais hors de propos et sans être interrogé, un homme enfin qui ne demeure étranger à rien de ce qui touche essentiellement l'humanité. Choisissez de préférence un homme qui ne montre jamais de brusquerie, qui ne s'irrite jamais si ce n'est à la vue de l'injustice, qui ait pour amis des hommes de cœur qui laissent à ceux qui souffrent la liberté de se plaindre, qui prescrive peu de médicaments, le plus souvent un seul, qui se tienne modestement à l'écart, loin du bruit de la foule, enfin un ami de l'ordre, de la tranquillité, un gomme d'amour et de charité.

Dr Hahnemann

Substituons homme par femme, et ce texte décrit aussi la doctoresse Kousmine.

CHAPITRE 5

SANTÉ NATURELLE

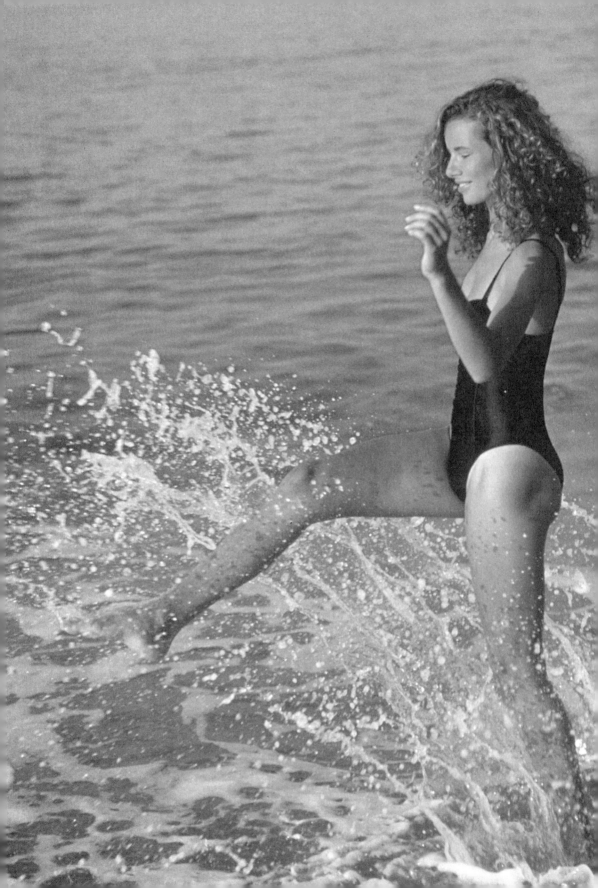

Maigrir... Ah! maigrir...

Pratiquement tous les journaux féminins, tous les hebdomadaires traitant de la santé proposent des régimes, des recettes. Les boîtes aux lettres se garnissent de publicités diverses promettant de perdre ces kilos honnis!

Ce que je me propose de faire, c'est de souligner quelques-uns des dangers que peuvent receler certaines offres de régimes ou de moyens utilisés pour maigrir.

Les «coupe-faim»

Les «coupe-faim» sont des médicaments qui agissent sur le sens de la satiété au niveau du cerveau. Ils sont à base de dérivés amphétaminiques.

Ils sont normalement vendus sur ordonnance et peuvent paraître efficaces. Cependant, en fin de traitement, l'appétit revient et les kilos aussi. Ces médicaments provoquent une sécheresse de la bouche, des insomnies, des maux de tête. C'est surtout au début d'un traitement qu'ils sont prescrits, de plus en plus exceptionnellement. Il est important de ne pas en prendre plus que ce qui est prescrit.

De nombreuses personnes utilisent diurétiques et laxatifs, ce qui peut être très dangereux et qui, en fait, ne fait pas maigrir. Durant un jour ou deux, l'aiguille de la balance semble revenir en arrière, mais rapidement le volume de liquide est reformé.

Certains médecins prescrivent des extraits thyroïdiens. Ceux-ci ont tout leur sens lorsqu'il y a hypothyroïdie, ce qui, en fait, est très rare.

Les tisanes

Il existe de nombreuses tisanes; votre pharmacien peut vous renseigner.

Des plantes telles que l'artichaut, le bouleau, les racines de chicorée ou les feuilles de plantain sont souvent utilisées pour maigrir.

Cependant, les tisanes ne «font pas maigrir», elles peuvent constituer un support lorsque l'apport calorique est diminué par un régime approprié. Prises seules, sans autre modification de l'alimentation, leur effet est insignifiant.

L'homéopathie

Certains homéopathes proposent un traitement pour calmer la faim.

L'idéal est de consulter un homéopathe qui adaptera le traitement à votre «profil».

Les oligo-éléments

En complément d'un régime équilibré et hypocalorique, certains oligo-éléments peuvent faire disparaître les sensations de «fringale» si souvent causes de l'échec; il s'agit de zinc, nickel, cobalt.

Parfois dangereux

Les régimes qui peuvent être dangereux.
Le régime végétalien est un régime constitué uniquement de produits végétaux, à l'exclusion de tout aliment d'origine animale. Il peut s'ensuivre un déficit en protéines et en certains acides aminés essen-

tiels. Il peut aussi y avoir un manque de fer et de vitamine B12.

Le régime macrobiotique. Il est composé essentiellement de céréales et de légumes, de riz complet, d'huile végétale et de sel. Ce régime, lorsqu'il est mal conduit, peut amener une fatigue intense, des troubles digestifs et une dénutrition.

Le régime Atkins. D'après le professeur Henri Joyeux, ce régime, qui supprime les glucides de l'alimentation (pain, féculents, fruits, boissons sucrées ou alcoolisées), est gravement déséquilibré. Il provoque une perte de sel dans les urines et une déshydratation. La production d'acide urique est favorisée. Il peut aussi y avoir des carences vitaminiques.

Ce régime ne devrait pas être suivi plus de trois à quatre semaines.

Le régime Mayo. Ce régime prescrit six œufs par jour, des crudités et de l'eau. Il est très déséquilibré, provoque des carences multiples et accroît le taux de cholestérol.

Y A-T-IL DE BONS RÉGIMES?

Le régime végétarien. Il admet les œufs, les laitages, les fromages et bannit les viandes et les produits à base de viande. Ce régime ne fait pas maigrir en soi, mais il est sain et peut être équilibré.

Le régime des Weight Watchers. Il s'agit d'un régime très équilibré, qui réduit l'apport calorique de l'alimentation en prenant en compte les besoins quotidiens en vitamines et protéines. En plus, un support psychologique est donné par l'appartenance à un groupe.

En fait, maigrir ne se fait pas miraculeusement. Il s'agit de réduire les graisses de l'alimentation, ce qui suppose la suppression des bonbons, sucreries, biscuits, cakes, sodas, chips et de l'alcool.

Les protéines, légumes cuits et crus, fruits et yogourts allégés sont recommandés.

Maigrir, cela suppose souvent un accompagnement. Il est vivement recommandé de trouver un médecin compétent et respectueux et de «travailler» à ce problème avec lui.

Il arrive aussi que, pour des raisons génétiques, familiales, psychologiques, culturelles, l'excès de poids soit un problème permanent pour une personne donnée. L'essentiel est alors de ne pas donner à cette difficulté toute la place dans la vie. Il est possible de trouver des vêtements qui conviennent, de maintenir son corps dans une bonne forme physique et de s'ouvrir à ce qui est, à soi, aux autres, à la vie.

LA VRAIE BEAUTÉ

La «beauté» d'une personne, sa chaleur humaine, sa capacité d'amour n'ont rien à voir avec son poids. La vie, chacun des jours de notre vie est trop précieux pour rester à 10 ou 20 kg du bonheur.

Il est sain de surveiller son poids et dramatique d'en faire une obsession.

Si vraiment l'excès de poids est une souffrance physique et/ou psychologique, il est temps de prendre rendez-vous avec son médecin et de décider d'agir en se souvenant que, plus que dans d'autres domaines, il s'agit là d'une aventure de longue haleine!

A MÉDITER...

La plupart des hommes manquent d'imagination. Ils ne voient pas que ce qui est pourrait ne pas être. Ils ne voient même pas que ce qui est pourrait être autrement. Ils ne voient pas au-delà de ce qui existe, le possible. Il faut leur faire voir le possible et qu'il ne tient qu'à eux de le réaliser.

C. F. Ramuz

Eliminer les toxines

La nourriture n'a pas qu'une seule signification. Elle peut représenter un calmant de l'angoisse, une compensation pour l'amour qu'on ne reçoit pas, une manière de gérer le stress, un «pansement» posé sur des deuils profonds.
Son refus peut être un message important que l'on envoie à l'entourage.

Pour se sentir bien

«Ce n'est pas entre Noël et Nouvel-An qu'on s'intoxique, mais entre le Nouvel-An et Noël.»Autrement dit, une bonne conduite alimentaire de tous les jours, avec la mise en pratique de cures et de monodiètes à des fins d'élimination toxinique, permet de passer le cap de la période des fêtes de fin d'année, traditionnellement chargée en repas et en chocolats.
«Voici quelques solutions inspirées de Régine Durbec, bionutritionniste et auteur de l'ouvrage *La cure des quatre saisons*, aux Editions Jouvence.
Afin de venir en aide aux lendemains difficiles et aux foies débordés, il est sage de commencer par une bonne résolution: la mise en application immédiate d'une cure spéciale «abus alimentaires», destinée à minimiser les dégâts digestifs et de procéder à l'élimination des toxines stockées.
Quelques critères sont à retenir pour assurer sa pleine réussite:
— Considérer cette cure comme un mode de vie inscrit dans la nature des choses et comme moyen de rester en forme en choisissant d'aider l'organisme à éliminer ses toxines.

— Choisir des fruits et des légumes en concordance avec leur saison d'origine permet de profiter au maximum de l'énergie qu'ils renferment.
— Les fruits et les légumes seront retenus suivant nos préférences gustatives, et devront dans la mesure du possible nous offrir les garanties d'aliments biologiques, cela afin de ne pas nous apporter d'éléments nuisibles.
L'idéal est de poursuivre cette cure pendant deux journées consécutives.

La répartition

Son déroulement se fera avec la répartition alimentaire suivante:
A jeun: un jus de citron pressé avec un demi-verre d'eau de Volvic ou du Mont-Roucous, sans adjonction de sucre.
Petit déjeuner (vingt minutes après): une pomme bien mûre, ou deux poires, ou un pamplemousse, ou deux oranges.
Dans la matinée: un grand verre de jus de pomme ou de poire, sans adjonction de sucre.
Pour le déjeuner: un grand verre de jus de légumes type carotte, betterave, chou, pissenlit, radis noir, céleri, plus une grande assiette de soupe de légumes verts/petits amylacés (poireau, carotte, navet, céleri, oignon, courge) ou une purée de légumes verts/petits amylacés, sans adjonction de matière grasse.
Dans l'après-midi: un grand verre de jus de fruits, type pomme ou poire, sans adjonction de sucre.

Au repas du soir: une grande assiette ou deux bols de bouillon de légumes, sans adjonction de matière grasse.
Au coucher: une tasse de tisane de lavande, oranger, tilleul, sans adjonction de sucre.

Après deux jours

Au bout de ces deux journées, nous venons de franchir l'étape la plus importante: celle de l'élimination des toxines, et cela avec des méthodes naturelles de mise au repos des organes de la digestion.

Le fonctionnement de notre métabolisme, c'est-à-dire notre capacité à transformer et à assimiler notre nouvelle alimentation, se révèle maintenant plus efficace.

Afin de préserver cet acquis, il convient de reprendre le mode alimentaire avec prudence, en mettant en application immédiate les bonnes résolutions qui seront garantes de notre nouvelle façon de nous alimenter. L'idéal est de faire suivre ces deux journées de cure par trois journées dites de «reprise alimentaire», qui vont permettre de déprogrammer nos modes anciens de fonctionnement alimentaire et de modifier notre façon d'appréhender notre nourriture, en commençant à apporter les changements indispensables à notre harmonie digestive.

Plaisir diversifié

L'alimentation se trouve ainsi équilibrée et conduit à l'antirégime: recréer son assiette devient alors indispensable et s'inscrit comme une démarche de bon sens dans notre vie de tous les jours. Manger devient un plaisir diversifié, agréable et constructif, sans aliénation, vers lequel chacun peut tendre à sa mesure gustative.

Alors, l'application des cures et des monodiètes se révèle indispensable tout au long de l'année comme élément favorable à la préservation de notre harmonie retrouvée, pour notre plus grande joie d'exister.

A MÉDITER...

La vie est une chance
La vie est une chance, saisis-la
La vie est beauté, admire-la
La vie est béatitude, savoure-la
La vie est un rêve, fais-en une réalité
La vie est un défi, fais-lui face
La vie est un devoir, accomplis-le
La vie est un jeu, joue-le
La vie est précieuse, prends-en soin
La vie est richesse, conserve-la
La vie est amour, jouis-en
La vie est mystère, perce-le
La vie est promesse, remplis-la
La vie est tristesse, surmonte-la
La vie est un hymne, chante-le
La vie est un combat, accepte-le
La vie est une tragédie, prends-la à bras-le-corps
La vie est une aventure, ose-la
La vie est la vie, défends-la

Mère Teresa

Utiles oligo-éléments

Notre organisme est une merveille de précision et tout s'y déroule d'une manière parfaite dans des conditions optimales, lorsque la personne est en bonne santé, c'est-à-dire dans une situation d'équilibre dynamique. Cet équilibre dépend d'interactions biochimiques très complexes dans lesquelles les métaux et les métalloïdes sont des composants nécessaires à l'assimilation, à l'édification et au renouvellement des tissus. Les échanges entre cellules dépendent d'eux, ce sont eux qui conditionnent l'utilisation par l'organisme des glucides, lipides et protides.

La plupart de ces minéraux ne sont présents qu'en doses infiniment petites dans l'organisme, d'où le nom «oligo-éléments», le mot oligo provenant du mot grec «oligos» qui signifie «très petit».

DES CATALYSEURS

Ces substances servent de catalyseurs et mettent en route certaines réactions biochimiques très importantes.

Chaque minéral agit à un endroit particulier: l'aluminium au niveau du cerveau, l'iode au niveau de la thyroïde, le manganèse au niveau des os et des cartilages, par exemple.

Lorsqu'un de ces minéraux manque, des troubles divers peuvent se produire. Ceux-ci sont facilement compensés par une alimentation riche ou un apport compensatoire permettant de corriger les troubles.

Comment peut-on manquer de certains oligo-éléments lorsqu'on s'alimente d'une manière variée? Il semble que lorsqu'on absorbe en même temps des aliments riches en calcium et en magnésium, par exemple, la présence du calcium bloque l'assimilation du magnésium. On sait aussi qu'un vin trop chargé en tanin peut bloquer l'absorption de certains oligo-éléments.

MIEUX CONNUS

De plus en plus de médecins, et entre autres ceux qui pratiquent l'homéopathie, connaissent le rôle des oligo-éléments et les prescrivent en complément d'autres traitements plus classiques.

C'est cependant sur le plan de la promotion de la santé et de la prévention des maladies que les oligo-éléments sont particulièrement utiles.

QUELS SONT LES OLIGO-ÉLÉMENTS?

L'aluminium intervient au niveau des fonctions cérébrales dont il apaise les éventuelles hyperexcitabilités. Il est indiqué en cas d'insomnie, de cauchemars et d'instabilité.

Le chrome permet d'accroître le métabolisme des sucres et est indispensable pour l'utilisation de l'insuline sécrétée par le pancréas. On le trouve dans les germes de céréales, le foie de veau, la levure de bière qui provient de cultures enrichies de chrome. Il s'utilise dans les états prédiabétiques, l'obésité et l'athérosclérose.

Le cobalt régularise le tonus du système sympathique et supprime certains spasmes des vaisseaux. On le trouve dans les abats, le thon, les œufs. Il s'utilise dans les troubles circulatoires périphériques, les artérites, la cyanose des mains (mains bleues).

Le cuivre est un agent anti-infectieux remarquable. Il aide à combattre les infections tant microbiennes que virales et possède un pouvoir anti-inflammatoire. On le trouve dans les huîtres, les céréales, les fruits secs, les légumes secs et dans l'abricot. Il s'utilise dans les états grippaux, grippes, rhumes, sinusites, angine, cystite.

L'iode a une action stimulante au niveau de la glande thyroïde. Il se trouve dans les huîtres, les fruits de mer, les algues et les viandes rouges. Il s'utilise dans les retards de croissance, obésité, cellulite, manque de dynamisme.

Le lithium participe, lorsqu'il est utilisé à doses infinitésimales, à régulariser l'équilibre de l'humeur. Il se trouve dans les céréales et dans l'eau de mer. Il s'utilise dans les états dépressifs, les angoisses, les variations d'humeur. (A ne pas confondre avec le lithium prescrit par les psychiatres lors de troubles psychiatriques importants!)

Le magnésium agit au niveau des fibres musculaires et possède aussi des propriétés anti-inflammatoires et antiallergiques. Il se trouve dans les fruits secs, les germes de blé, de soja, les légumes verts et les coquillages. Il agit sur les crampes musculaires, la spasmophilie, les spasmes, les douleurs menstruelles, l'asthme, l'eczéma, la fatigue.

Le manganèse active l'élaboration et le renouvellement des os et des cartilages, il est un stimulant général, un antiallergique et un modificateur de terrain. On le trouve dans les flocons d'avoine, les légumes secs, le soja, les fruits secs et les huîtres. Il est l'un des meilleurs préventifs du rhumatisme, il agit sur le rhume des foins, l'eczéma, l'asthme, la fatigue et même le déficit sexuel.

Le nickel contribue à une meilleure utilisation des sucres et à une prévention du diabète. On le trouve dans les fruits secs, germes de blé, céréales, chocolat, ail, oignon. Il s'utilise lors de troubles prédiabétiques.

Le potassium exerce son action sur la perméabilité des membranes cellulaires. Aide à combattre les œdèmes.

Attention! Trop de potassium peut entraîner des carences en magnésium et sodium; un contrôle sanguin appelé «ionogramme» est nécessaire pour vérifier les teneurs respectives de ces différents métaux. Le potassium se trouve dans les pommes de terre, les bananes et les légumes secs. Il s'utilise contre les œdèmes, la fatigue, le syndrome prémenstruel et les troubles du rythme cardiaque. (A n'utiliser qu'avec l'avis d'un spécialiste!)

Le sélénium joue le rôle de purificateur du corps humain, de protecteur contre les infections et les agressions de l'environnement. Il se trouve dans la levure de bière, les germes de blé, l'ail, l'oignon, le chou, les fruits et les poissons de mer. Il est indiqué en cas d'infection chronique, d'artériosclérose, de vieillissement prématuré et d'usure précoce de l'organisme.

Le silicium exerce une action protectrice sur la peau et les os. Il participe à la constitution du film protecteur qui recouvre l'intérieur des artères. Il se trouve dans les légumes verts et les choux. Il s'utilise en cas de retard de croissance, dans les cas de goutte et les retards de cicatrisation.

Le vanadium aide à la minéralisation des os et des dents. Il possède une action anti-cholestérol. Il se trouve dans les fruits de mer et les céréales. Il est indiqué dans les excès de cholestérol et l'artériosclérose.

Le zinc contribue à accroître les défenses immunitaires de l'organisme lors d'agressions microbiennes renouvelées. Un déficit en zinc peut entraîner des anomalies au niveau des lymphocytes T dont le rôle est de défendre l'organisme. On trouve le zinc dans la levure de bière, le cresson, l'oignon, les pois, les brocolis et les fruits de mer. Il s'utilise dans les retards de croissance, les infections à répétition, la fatigue.

A part les oligo-éléments ci-dessus, il existe quatre macro-éléments: le calcium, le fer, le fluor et le phosphore. Ceux-ci sont plus connus.

Comment les prendre?

Pour toutes les présentations à l'exception des capsules:
▶ Utiliser la voie sous-linguale.
▶ Attendre deux minutes avant d'avaler sa salive.
▶ Prendre l'oligo-élément le matin, à jeun et/ou le soir au coucher.
▶ Dans la plupart des cas, une cure de 15 à 20 jours chaque mois suffit, que l'on renouvelle plusieurs fois par an.
Les capsules se prennent matin et soir avec un peu d'eau.

En cas de doute ou de questions, un pharmacien vendant des produits homéopathiques vous renseignera.

Attention!

On considère les oligo-éléments comme dépourvus de toute toxicité, lorsqu'ils sont pris aux doses conseillées. Cependant, lorsqu'une personne doit prendre plusieurs oligo-éléments, il peut exister une incompatibilité entre eux lorsqu'ils sont pris simultanément.

A méditer...

On ne détruit pas les ténèbres en luttant contre elles, mais en allumant la lumière.
On ne détruit pas le mal en luttant contre lui, mais en se tournant vers le bien.
On ne détruit pas la haine ou la peur en s'acharnant contre elles, mais en laissant monter la tendresse-amour.
C'est en allant vers l'est que l'on s'éloigne de l'ouest.
C'est en allant vers plus de vie qu'on dépasse la mort.
C'est en allant vers ce qui dure qu'on est libre de ce qui ne dure pas.

P. Gaboury
Paroles pour le cœur, Ed. de Mortagne, Québec, 1987

Vertus des élixirs de fleurs

La découverte du Dr Bach

C'est dans les années trente que le Dr Bach, éminent professeur d'homéopathie et de médecine dans une université anglaise, découvrit, au terme d'un long cheminement, l'efficacité d'un certain nombre de fleurs sur la dimension émotionnelle de l'être humain. Ces élixirs sont très connus à l'heure actuelle dans de nombreux pays du monde pour leur grande efficacité et leur non-toxicité. Les élixirs de Bach ne sont pas des médicaments (ils sont en général classés dans les compléments alimentaires), ils ne contiennent aucun agent biochimique, il n'y a pas de risques de surdosage, ni d'effets secondaires en cas d'erreur de sélection.

Les vrais harmonisants de Bach sont fabriqués près d'Oxford, en Angleterre, sous la surveillance constante de ceux que Bach a chargés de perpétuer son œuvre, et ces harmonisants sont les seuls qui peuvent porter le nom de Bach.

On peut les employer en toute sécurité; ils sont de très grande qualité.

D'autres élixirs

Certains ont ensuite repris les mêmes préparations et imité les fleurs de Bach anglaises, mais ce ne sont pas les harmonisants originaux.

Il existe de nombreux ouvrages que l'on peut obtenir dans toutes les librairies sur le Dr Bach et ses élixirs, ou encore écrits par lui et traduits en français.

Depuis une dizaine d'années, un laboratoire s'est ouvert dans les Alpes du Vercors, et c'est sous le nom de DEVA que de nouveaux élixirs sont vendus actuellement. La gamme d'élixirs proposée par ce laboratoire est au nombre de 64.

Les élixirs floraux DEVA, que l'on peut qualifier d'encore «jeunes», sont moins connus. Cependant, les garanties de fabrication de ces produits sont très sérieuses; ils sont préparés selon les standards de qualité les plus stricts et ils ont acquis une excellente réputation.

Ces élixirs sont des préparations liquides obtenues par macération de fleurs. Plusieurs aspects sont importants dans cette préparation:
▶ le choix du lieu et des plantes dans un environnement pur et non pollué, avec des fleurs en pleine floraison;
▶ le choix du jour et du moment, surtout les matins très ensoleillés de printemps et d'été;
▶ la qualité du matériel servant à la préparation et la pureté de l'eau utilisée (eau de source):
▶ la compétence et la sensibilité du préparateur.

La préparation

Il faut deux étapes pour préparer un élixir floral, pour obtenir l'élixir mère par infusion de fleurs dans de l'eau. Les fleurs fraîchement cueillies d'une espèce choisie sont immédiatement placées dans une eau très pure et exposée au soleil pendant plusieurs heures. L'élixir mère, ainsi obtenu après avoir retiré les fleurs, est mélangé à de l'alcool (un cognac biologique) ou à de la sève d'érable 100% pure et naturelle pour ceux qui ne veulent pas consommer d'alcool, même en très faible proportion.

Comme pour les élixirs de Bach, les élixirs floraux DEVA doivent être manipulés avec soin, les flacons doivent être refermés après usage, le compte-gouttes ne doit pas toucher l'intérieur de la bouche.

La posologie habituelle des élixirs est de 4 gouttes, plusieurs fois par jour, au moment du réveil et avant les trois repas, par exemple.

Dans des situations aiguës ou critiques, il vaut mieux augmenter le nombre de prises journalières plutôt que la quantité de chaque prise.

On peut employer plusieurs élixirs floraux ensemble, jusqu'à cinq.

À QUOI SERVENT-ILS?

Ces élixirs s'adressent à des états émotionnels et non pas à des problèmes physiques. Ainsi, on ne prend pas un élixir parce qu'on a mal à l'estomac, mais bien plutôt parce qu'on est découragé ou qu'on souffre de peurs sans fondement.

QUELQUES-UNS DES ÉLIXIRS

Parmi les élixirs DEVA qui n'apparaissent pas du tout chez Bach, citons:

Amandier *(Prunus amygdalus)*. Cet élixir est conseillé à ceux qui ont peur de vieillir et qui n'acceptent pas la marque du temps. Il aide à accepter le vieillissement du corps et à percevoir la beauté de l'être au-delà de la simple apparence physique.

Capucine *(Tropaedum majus)*. Cet élixir est à utiliser lors de «passages à vide» temporaires. Il stimule la vitalité. Il est également conseillé aux personnes qui privilégient trop l'intellect et le mental au détriment du corps physique.

Figuier *(Ficus carica)*. Cet élixir développe la clarté mentale, l'assurance et la mémoire. Il libère des peurs cachées et permet d'assumer la complexité de la vie moderne d'une manière calme et confiante, en favorisant le contrôle de soi.

Lotus *(Nelumbo nucifera)*. Cet élixir s'adresse à tous les aspects de l'être humain. Il dynamise et amplifie les autres remèdes. Il aide la personnalité à s'ouvrir à la dimension spirituelle et favorise la réceptivité.

Oignon *(Allium cepa)*. Cet élixir facilite les processus d'introspection dans la psychothérapie ainsi que l'émergence des émotions refoulées. Conseillé aux femmes ayant souffert d'abus sexuels.

Pâquerette *(Bellis perennis)*. Cet élixir aide le mental à synthétiser les informations en provenance de différentes sources et à les intégrer dans une perspective globale. Cet élixir est recommandé à ceux qui doivent diriger des projets.

Pissenlit *(Taraxacum officinalis)*. Cet élixir libère les tensions musculaires, mentales et émotionnelles. Il aide ceux qui en font trop et qui ont besoin d'apprendre à relâcher leurs tensions. Il est conseillé aux sportifs ainsi qu'à tous ceux qui effectuent un travail corporel (massage-rééducation).

Zinnia *(Zinnia elegans)*. Cet élixir permet de retrouver l'enfant qui existe en nous. Il aide les adultes qui ont des problèmes de communication avec leurs enfants. Cet élixir est recommandé aux personnes qui ont besoin de rire, qui sont déprimées, agitées ou hypersensibles.

A MÉDITER...

Chassons l'illusion que notre mort nous vienne d'ailleurs, de l'extérieur, d'une volonté étrangère. Nous la mûrissons du dedans comme un fruit. Elle ressemblera à ce que nous faisons de notre vie, et elle se prépare par d'innombrables morts partielles, d'innombrables heures de sommeil, d'innombrables expirations. A chaque choix, à chaque départ, à chaque mort d'amis ou de proches, un peu de nous meurt inévitablement.

Louis Evely

Les fleurs: les cueillir, les sécher

Reconnaître et cueillir des fleurs et des plantes aux vertus bénéfiques nous lie à toutes les civilisations qui nous ont précédées. Tous les peuples, sur tous les continents, ont développé, à côté de la culture des plantes à des fins alimentaires, la recherche de leurs qualités thérapeutiques. «Le Très-Haut a fait produire à la terre des médicaments, et l'homme sage ne doit pas les ignorer», c'est ce que dit le très vieux livre de la Bible appelé L'Ecclésiaste.

L'être humain a, depuis la nuit des temps, voulu trouver des moyens de lutter contre la maladie et la souffrance. Il est intéressant de constater qu'à travers les siècles, les connaissances concernant l'utilisation des plantes médicinales, ou phytothérapie, se sont approfondies et diversifiées sans être dépassées.

Aujourd'hui, malgré les progrès de la chimiothérapie, la phytothérapie reste très utilisée et connaît même un regain d'intérêt de la part du public.

En effet, cueillir des plantes, les sécher et en faire d'excellentes tisanes, cela présente un grand intérêt; c'est une manière de renouer directement avec la nature.

Quelques règles

Pour préserver au maximum les vertus des plantes médicinales, il y a quelques règles à suivre.

C'est le matin après évaporation de la rosée et avant midi qu'il faut cueillir les fleurs, sommités ou feuilles. Les racines sont cueillies, ou plutôt arrachées, en fin d'après-midi.

La cueillette doit s'effectuer lorsque les plantes sont dans leur pleine maturité. Il est important de laisser 60% des plantes par gîte, afin qu'elles puissent se reproduire. Il convient bien sûr de s'abstenir de cueillir des plantes protégées: gentiane, pulsatille, petite centaurée, etc.

Le meilleur temps pour cueillir les plantes est un temps sec, sans pluie, une belle journée de printemps, d'été ou d'automne selon le calendrier de cueillette des différentes plantes.

Dès que la plante est cueillie, elle doit être protégée du soleil et portée très vite à l'endroit où elle sera mise à sécher dans des paniers en osier ou des draps afin de ne pas altérer ses principes actifs. Il est recommandé de ne pas utiliser de récipients en plastique qui entraîneraient une fermentation ou échauffement des plantes, les rendant impropres à la consommation.

Il faut étaler les plantes en couches minces sur des claies en osier ou sur du papier journal, dans un endroit ventilé ou aéré à une température inférieure à 35°, à l'ombre ou à l'obscurité.

Une fois que les plantes sont séchées, le conditionnement se fera à l'abri de la lumière dans des sachets de papier beige ou blanc. Il est recommandé de ne pas utiliser de bocaux de verre, car la lumière altère la qualité des plantes. Il est utile d'indiquer le nom de la plante, la date de la récolte et éventuellement le lieu de la cueillette.

Sites de cueillette

Il faut choisir les sites de cueillette loin des routes, loin des champs cultivés avec des engrais et loin des grandes sources de pollution. Ce n'est pas toujours facile. Il reste cependant les forêts et des vallées de montagne où poussent des plantes médicinales peu polluées.

Les utiliser

Lorsqu'il faut broyer ou hacher les plantes sèches, cele ne doit être fait qu'au tout dernier moment, juste avant de s'en servir, car pendant cette opération les molécules sont brisées et libèrent une partie des principes actifs et de leurs arômes.

Les plantes ayant dépassé dix-huit mois de stockage devraient être éliminées. Les racines et graines gardent leurs propriétés pendant deux années.

Une infusion ou une décoction ne doit jamais être préparée trop à l'avance, car les éléments que contiennent les végétaux sont des corps vivants, donc en évolution constante. C'est aussi la raison pour laquelle il déconseillé de réchauffer une infusion ou une décoction.

A cueillir en été

Chaque saison, printemps, été, automne, est adéquate pour cueillir certaines espèces: l'anis, le basilic, le bleuet, la camomille, l'estragon, le fenouil, la guimauve, la lavande, la marjolaine, la mélisse, la menthe, la pensée sauvage, la sauge, le serpolet, le souci, le tilleul, le thym et la verveine comptent parmi les richesses de l'été.

Le bleuet. — Tout le monde connaît cette ravissante fleur qui croît en bordure des champs de céréales et qui côtoie parfois les coquelicots! Ces dernières années, leur nombre a diminué à cause des herbicides. On peut cependant en apercevoir des champs entiers en France ou dans d'autres pays d'Europe. De nombreux auteurs préconisent l'infusion de bleuet (20-30 g pour un litre d'eau; une tasse trois fois par jour avant ou entre les repas) pour lutter contre les rhumatismes.

La mélisse. — Cette plante, originaire du pourtour oriental de la Méditerranée, s'acclimate fort bien dans nos jardins; elle atteint 50 à 80 cm de haut. Ce sont les sommités fleuries et les feuilles, séchées à l'ombre, qu'on utilise. Elle doit être récoltée juste au moment de la floraison, sinon elle peut avoir une odeur déplaisante.

La mélisse a été vantée par les médecins arabes: Avicenne disait qu'elle rend le cœur joyeux et content. Nos grand-mères faisaient amplement usage de la plante séchée, ou de son alcoolat connu depuis trois siècles sous le nom d'eau des Carmes.

L'infusion, 20-30 g de feuilles ou de sommités fleuries pour un litre d'eau bouillante, est indiquée contre les digestions pénibles, les vertiges, palpitations, insomnies et maux de tête.

Pour les connaître

Il y a des multitudes de plantes à apprendre à connaître, à cueillir et à utiliser pour soulager les petits maux de l'existence. On peut facilement se procurer un ouvrage sur les plantes médicinales et faire de leur cueillette une activité familiale passionnante pour les belles journées d'été.

A MÉDITER...

La vérité et l'erreur, le bien et le mal, la foi et le doute, l'ivraie et le bon grain sont inextricablement enchevêtrés dans notre univers. Nous ne pouvons les discerner à coup sûr, ni à bref délai. La grande erreur de l'idéologie et de la crédulité est le manichéisme: déclarer avec «autorité», avec «infaillibilité» où est Dieu et où il n'est pas, où sont les justes et où sont les pécheurs, où est le dogme et où est l'hérésie.

Louis Evely
Les chemins de ma foi

Bien choisir son thérapeute

Vraie forêt vierge

Il existe un nombre infini de thérapies diverses et de thérapeutes portant des titres très variés et incompréhensibles pour le commun des mortels.
Il est vrai que, dans la plupart des pays, n'importe qui peut s'intituler psychothérapeute, ce qui ne facilite pas les choses.

Que faire?

Alors, comment choisir lorsqu'on ne peut pas se référer à une autorisation de pratique officielle?
Il existe des services publics, des polycliniques psychiatriques, des centres de thérapie brève, des psychiatres et des psychologues reconnus. Lorsque la situation est urgente, que le mal-être est grave, que la personne souffre énormément ou ne peut plus fonctionner, il est important de s'adresser à l'un de ces centres ou encore à son médecin de famille qui aidera à trouver un psychothérapeute.
Cependant, comme le disait Fritz Perls, le fondateur de l'approche Gestalt, le développement personnel, la psychothérapie est une si bonne chose qu'il est bien dommage de ne l'utiliser que pour les malades! Ainsi, à partir des années soixante surtout, de nombreuses approches ont été découvertes et disséminées, qui permettent à ceux qui sont insatisfaits de leur vie, de la manière dont ils la gèrent, qui souffrent dans leurs relations interpersonnelles, qui passent par des deuils ou qui désirent mieux se connaître, de faire une démarche de développement en vue de trouver ou de retrouver un haut niveau de bien-être dans toutes les dimensions de la personne.

Quelques approches

Des approches telles que l'analyse transactionnelle, la Gestalt, le Rebirth, le conseil conjugal, la méthode Simonton, la psychologie biodynamique, l'approche rationnelle-émotive, la programmation neuro-linguistique, la bioénergie, l'hypnose éricksonienne et des dizaines d'autres ont vu le jour.
Certaines sont très organisées et des commissions contrôlent la formation et la certification de leurs membres, d'autres ne sont pas structurées sur le plan associatif.
Ces diverses approches ont peu à peu pris place à côté de la psychanalyse, de l'analyse jungienne et de la psychosynthèse qui datent de la première moitié de ce siècle.

Qui choisir?

La psychothérapie, ou le développement personnel comme on l'appelle aussi, repose bien entendu sur une technique, une théorie, une vue du monde. Elle repose aussi, et à mon avis c'est encore plus important, sur une personne. L'approche employée ne sera qu'aussi bonne que la personne qui l'emploie. En d'autres termes, lorsque vous décidez de chercher un thérapeute, renseignez-vous auprès de personnes qui peuvent vous informer. Lorsque ce n'est pas possible, prenez un rendez-vous avec le psychothérapeute envisagé, dites-lui que vous désirez une consultation d'une demi-heure qui vous permettra de décider de ce que vous allez faire. Renseignez-vous sur sa formation, avec un certain nombre de détails, sur son expérience et sur son appartenance à une association professionnelle. Posez-lui des questions sur ses tarifs, sur le type de règles qu'il applique. Par exemple, demande-t-il, ou demande-t-elle, que vous payiez d'avance? Que se passe-t-il sur le plan financier lorsque vous partez en vacances? Dites clairement à ce thérapeute quels sont vos buts et ce que vous attendez. Demandez-lui de vous expliquer l'approche psychologique à laquelle il se réfère.

Après cet entretien, posez-vous à vous-même trois questions importantes:

❶ Cette personne vous a-t-elle semblé sincère, authentique, claire dans la manière dont elle était en relation avec vous?

❷ A-t-elle répondu avec respect et considération aux questions que vous posiez?

❸ Vous êtes-vous senti en confiance et relativement à l'aise?

Si vous ne pouvez pas répondre «oui» à ces trois questions, prenez le temps de voir une autre personne et peut-être une troisième. Lorsqu'on envisage de grimper sur un sommet inconnu, on cherche un guide de montagne certifié, expérimenté, qui connaît la région et en qui on peut avoir confiance. Il est important d'avoir les mêmes exigences pour un voyage à l'intérieur de soi-même!

UNE PART ACTIVE

Le célèbre cancérologue américain, Bernie Siegel, auteur du livre *L'amour, la médecine et les miracles*, souligne l'importance de prendre une part active dans la promotion de notre bien-être physique, mental et émotionnel. Il insiste sur le fait que chaque personne devrait aussi choisir son médecin généraliste alors qu'elle est en bonne santé.

DIX CONSEILS

Joan Borysenko, dans un article de 1991, proposait les points suivants:

❶ Trouvez-vous un médecin généraliste alors que vous êtes en bonne santé.

❷ Lorsque vous choisissez un hôpital, rappelez-vous ceci: plus le problème est grave, plus l'hôpital devrait être grand.

❸ Lisez autant que possible et rejetez tout ce qui présente un point de vue extrémiste.

❹ Affiliez-vous à une organisation qui a pour but de promouvoir la santé globale (holistique).

❺ Assistez à des conférences et écoutez les points de vue alternatifs.

❻ Si vous avez une maladie spécifique, devenez membre d'un groupe de support.

❼ Voyez un ou deux médecins avant de décider qui vous choisissez comme généraliste. Soyez certains que le praticien répond à vos questions d'une manière claire et respectueuse.

❽ Evaluez attentivement ce qui vous est proposé, demandez des explications lorsque vous n'êtes pas sûrs d'avoir compris.

❾ Cherchez une aide psychologique lorsque vous vous sentez confus.

❿ Soyez attentifs à votre intuition, faites confiance à votre sagesse intérieure, lorsque vous devez prendre une décision.

Joan Borysenko,
New Age Sourcebook, 1991

A MÉDITER...

Fais tout le bien que tu peux
Par tous les moyens que tu as
De toutes les manières possibles
A tous les moments opportuns
A tous les gens que tu peux
et aussi longtemps que tu pourras.

John Wesley

Ce qu'est le Reiki

Un peu d'histoire

Le fondateur de l'approche nommée Reiki, d'un terme japonais qui signifie «énergie universelle de vie», est le Dr Mikao Usui, qui naquit au Japon au milieu du XIXe siècle. Cet homme était fasciné par le Bouddha et par son désir d'aider les autres. Il avait appris que ce grand sage était capable de guérir les maladies et que plusieurs de ses disciples avaient acquis cette capacité.

Regardant autour de lui, le Dr Usui voyait de nombreuses personnes qui ne pouvaient pas vivre d'une manière heureuse et productive à cause de différents problèmes physiques. Rempli de compassion, il se demandait comment acquérir cette capacité qu'avait le Bouddha de guérir ceux qui l'entouraient. Poursuivant sa quête de temples en monastères à travers l'Asie, ayant appris le chinois et le sanscrit, c'est aux Indes, alors qu'il étudiait les sutras, qu'il découvrit une formule permettant d'entrer en contact avec un pouvoir supérieur. Cette découverte ne lui donnait pas les clés de la pratique, et c'est dans le jeûne et la méditation que lui fut révélée la manière de soigner ainsi que les symboles à utiliser.

A partir de là et pour tout le reste de sa vie, Usui enseigna et pratiqua le Reiki. Peu de temps avant sa mort, en 1930, il confia son secret à seize enseignants, dont le Dr Chujiro Hayashi. Peu de temps avant la Seconde Guerre mondiale, pressentant ce qui allait se passer et anticipant une mobilisation générale, le Dr Hayashi décida de confier le secret du Reiki à deux femmes, son épouse et Mme Hawayo Takata. C'est cette dernière, alors qu'elle résidait à Hawaii, qui répandit la connaissance du Reiki aux Etats-Unis et en Europe.

Ses différences

En quoi le Reiki est-il différent des autres approches d'harmonisation de l'énergie?
Chaque être humain est capable de devenir un canal et de transmettre de l'énergie à une autre personne. Des chercheurs contemporains, comme Dolores Krieger, professeur de soins infirmiers à l'Université de New York, Barbara Brennan ou l'abbé Burke, ont passé des années à faire des recherches sur l'énergie et à mettre au point des méthodes d'harmonisation du champ énergétique. Pour eux, le travail sur les énergies s'apprend, s'exerce et amène la personne qui l'accomplit à se développer. Dans le Reiki, au contraire, on pose l'hypothèse suivante: tout futur praticien est appelé à subir une initiation, harmonisation ou encore «mise en résonance» par un maître de Reiki. Ce futur praticien reçoit un certain nombre de symboles secrets qu'il s'engage à ne pas révéler. Il apprend comment utiliser ces symboles ainsi qu'un certain nombre de gestes permettant d'harmoniser l'énergie.

La formation s'effectue en trois étapes de deux jours.

Sa pratique

Comment s'effectue le traitement de Reiki?
Il s'agit de poser délicatement les mains du praticien sur le «receveur», tout d'abord sur

les yeux, le long des joues, sur les oreilles, la gorge, la poitrine, le plexus solaire, le ventre, les genoux, les pieds et le dos.

Pourquoi si chères?

Il est aussi possible, et c'est là une richesse du Reiki, de se soigner soi-même, de soigner les animaux et les plantes, ainsi que d'envoyer de l'énergie à distance à l'aide d'un symbole particulier destiné à cet usage.

Pourquoi les sessions de formation au Reiki sont-elles si chères?

Pour comprendre cette tradition, il faut revenir à Mme Takata, qui avait réalisé que le concept du «respect» si cher aux Japonais était difficile à instiller chez les Occidentaux. Elle réfléchit donc à ce à quoi ces derniers donnaient du respect et elle réalisa que c'était l'argent qui, aux Etats-Unis, était considéré comme précieux. C'est pourquoi elle demandait 10 000 dollars de l'époque à ceux qui désiraient devenir maîtres de Reiki.

Entre 1970 et 1980, elle initia 22 maîtres. Depuis 1980, année de la mort de Mme Takata, le Reiki s'est développé en tant qu'approche appréciée de travail sur le champ énergétique et sur les centre d'énergie. Il existe à peu près 800 maîtres de Reiki et on estime à 60 000 le nombre de praticiens dans le monde. Comme toute approche, le Reiki a évolué au cours des années. Certains «maîtres» y ont ajouté d'autres connaissances et d'autres restent très fidèles à l'enseignement d'Usui.

Ses aspects positifs

Apprendre à s'enraciner, à harmoniser son champ énergétique, à développer sa capacité d'empathie, à prendre conscience de ce qu'est l'attention réelle à soi-même et à l'autre, voilà ce que peuvent découvrir ceux qui apprennent le Reiki.

Ceux qui le reçoivent trouvent détente, calme et souvent un soulagement de leurs maux.

Praticiens et bénéficiaires sont enrichis par l'ouverture à la dimension du champ énergétique qui les entoure.

La guérison par l'imposition des mains et par la prière existe aussi dans le christianisme; la notion d'énergie y est implicite plutôt qu'explicite. Certains ecclésiastiques ont réhabilité les services religieux à l'intention des fatigués et des chargés, mais malheureusement cette dimension s'est en général peu développée, d'où le succès, compréhensible, de démarches telles que le Reiki dans notre culture judéochrétienne.

A méditer...

Une vie sans amour

Une croyance sans amour vous rend fanatique,
Le devoir sans amour vous met de mauvaise humeur,
L'ordre sans amour vous rend pédant,
Le pouvoir sans amour vous rend violent,
La justice sans amour vous rend sévère,
Une vie sans amour vous rend malade.

Shalila Sharamon

Le chou, encore, toujours!

Le chou semble bénéficier d'une réputation très grande parmi les plantes courantes utilisées dans la restauration de la santé. Il peut, en effet, être utilisé de manière externe, en compresses et cataplasmes. On peut chauffer les feuilles fraîches en les repassant entre deux serviettes, on peut utiliser les feuilles telles quelles. On peut aussi boire du jus de chou, extrait au moyen d'un mixer ou mettre le chou au menu le plus souvent possible.

Cet engouement pour le chou s'explique, en partie, par l'utilité de ce légume sur le plan de la santé. Cependant, est-ce suffisant pour qu'on l'emploie comme mot d'amour, comme petit nom affectueux, pour qu'on fasse croire aux enfants qu'ils naissent dans les choux?

Une ethnologue française nous apporte la réponse.

Naître dans un chou

Jocelyne Bonnet, dans son livre *La terre des femmes et ses magies*, Editions Laffont, 1988, rapporte le résultat de ses recherches. Le chou a un rôle magique. Il est l'emblème de la fécondité matrimoniale, il est synonyme de fertilité et de nourriture abondante. C'est une plante vivace domestiquée depuis très longtemps en Europe. Pline écrivait, dans son *Histoire naturelle* en parlant du chou: «Il est comme un petit enfant dont il a la grosseur.»

Le gros chou vert très pâle, appelé chou quintal d'Alsace, est récolté en automne après une gestation de neuf mois. J. Bonnet, qui a beaucoup étudié les traditions d'Alsace, a pu mettre en évidence que c'était en janvier qu'avaient lieu les mariages paysans. Ainsi, un maximum de naissances avaient lieu en automne, au moment où la récolte des choux battait son plein.

On disait alors: «Naître dans un chou» ou «attendre un enfant aux choux», c'est-à-dire en automne, au moment où enfants et choux arrivaient à maturité tous les deux.

Une analogie

Autrefois, les hommes appelaient les femmes occupées à cueillir des choux les matrones.

Les choux étaient récoltés en les faisant tourner sur eux-mêmes pour briser les racines. Ce geste tournant comporte une analogie avec la palpation de la tête de l'enfant, et le geste de couper ensuite la tige avec une serpe pouvait rappeler la section du cordon ombilical.

Lorsque le conditionnement de la nourriture ne permettait pas de faire des provisions de légumes et de verdure, le chou, ce légume toujours vert, était un symbole de vitalité éternelle.

Il transcendait l'hiver et restait consommable: «La gelée n'est bonne que pour les choux», disait-on.

Ces petits choux

Ainsi, le chou est symbole de permanence de la vie, symbole de fécondité, ce qui a amené à utiliser ce terme pour exprimer de la tendresse.

On a dit: «Cet enfant est un beau bout de chou», puis «mon chou», «chouchou». Ces termes étaient tout d'abord utilisés par les mères vis-à-vis de leurs enfants. «Chouchouter», qui avait à voir avec les caresses données à l'enfant, est devenu synonyme de prendre soin de quelque chose avec tendresse.

C'est aussi en liaison avec le même symbolisme que les choux à la crème sont apparus. Organisés en pièces montées aux baptêmes et aux mariages, ils apportaient l'image de l'enfant à naître.

Quel mari?

«En Ecosse, dans la nuit qui précède la Toussaint, les jeunes filles se prennent par la main et vont, deux par deux, les yeux fermés, dans le potager, arracher le premier chou qu'elles rencontrent. Suivant que ce chou est gros, petit, tordu ou droit, leur futur époux sera beau, laid, grand de taille ou bossu. Si peu de terre adhère à la racine, c'est signe qu'il sera riche; si la tige du chou est douce, le mari aura bon caractère; si elle est aigre, il grondera souvent.» (A. de Chesnel, dans l'ouvrage de J. Bonnet.)

Tout ce passé, riche de symboles, explique ainsi pourquoi notre langage quotidien inclut si souvent le mot chou, pourquoi le chou jouit d'une si grande réputation dans le domaine de la restauration de la santé et pourquoi tant de petits enfants ont tout d'abord cru qu'ils étaient nés au cœur de ce beau légume.

D'autres symboles

L'olivier, la vigne, le figuier, le lierre et le tilleul sont parmi les végétaux porteurs de nombreux symboles. Chacun d'eux joue aussi un rôle pour la restauration de la santé.

L'olivier symbolise la paix, la fécondité, la purification, la force, la victoire. Selon une légende chinoise, le bois d'olivier neutraliserait certains poisons et venins. Au Japon, il symbolise l'amabilité, le succès dans les études ou les entreprises.

La vigne est porteuse de très nombreux symboles. La vigne était l'expression végétale de l'immortalité, et l'alcool, dans les traditions archaïques, le symbole de la jeunesse.

Certaines traditions affirment que l'arbre de la science du bien et du mal était une vigne.

Le figuier symbolise l'abondance. En Asie, il est d'une extrême importance: c'est l'arbre qui joint la terre au ciel. C'est sous une sorte de figuier, le pippal, que Bouddha obtint l'illumination. Le figuier, comme le saule, symbolise l'immortalité, la fécondité (grâce aux graines innombrables contenues dans son fruit).

Le lierre symbolise la force végétative et la persistance du désir.

Le tilleul, dont les fleurs parfumées ont des vertus adoucissantes, a toujours été considéré comme un synonyme d'amitié et de fidélité.

Non sans but

Ces dernières années, l'importance des symboles dans nos vies a été redécouverte. Chacune de nos paroles, chacun des mots que nous employons est chargé de sens, porte avec lui une histoire. Les remèdes que nous prenons ont une histoire, les rites qui accompagnent nos vies ont des racines profondes; ils ont un but, ils peuvent faciliter notre voyage terrestre. Il est important de ne pas perdre tous ces liens qui nous mettent en contact avec cette continuité profonde qui existe à travers l'histoire humaine.

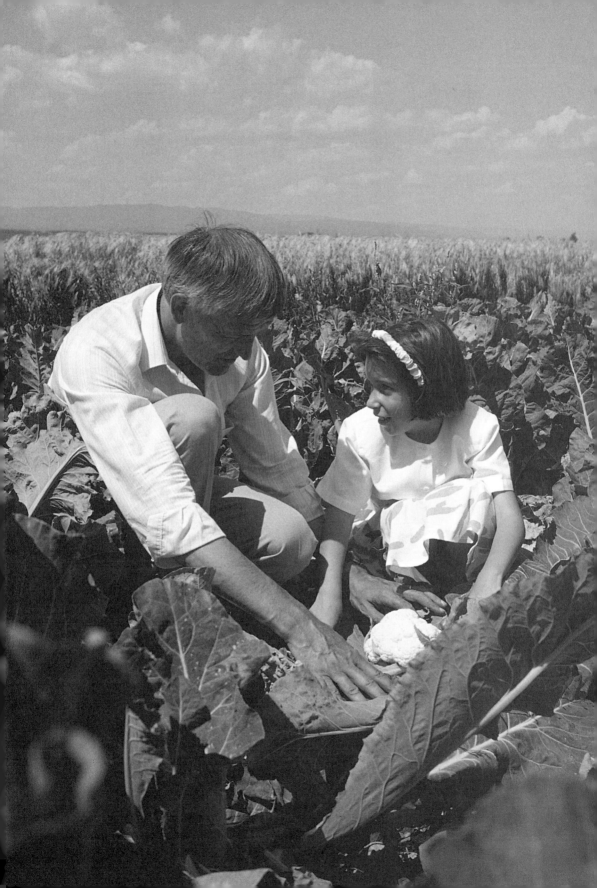

A MÉDITER...

Le bonheur n'est pas un endroit où l'on arrive, c'est une manière de voyager.

Margaret Lee

Perdre une illusion nous rend plus sages que de trouver une vérité.

L. Börne

Si vous voulez être malheureux, pensez à vous-même, à ce que vous voulez, à ce que vous aimez, au respect que les autres vous doivent et à ce que les gens pensent de vous.

Charles Kingsley

Lorsque nous ne trouvons pas la sérénité à l'intérieur de nous-mêmes, il est inutile d'aller la chercher ailleurs.

La Rochefoucauld

CHAPITRE 6

L'ACTIVITÉ PROFESSIONNELLE

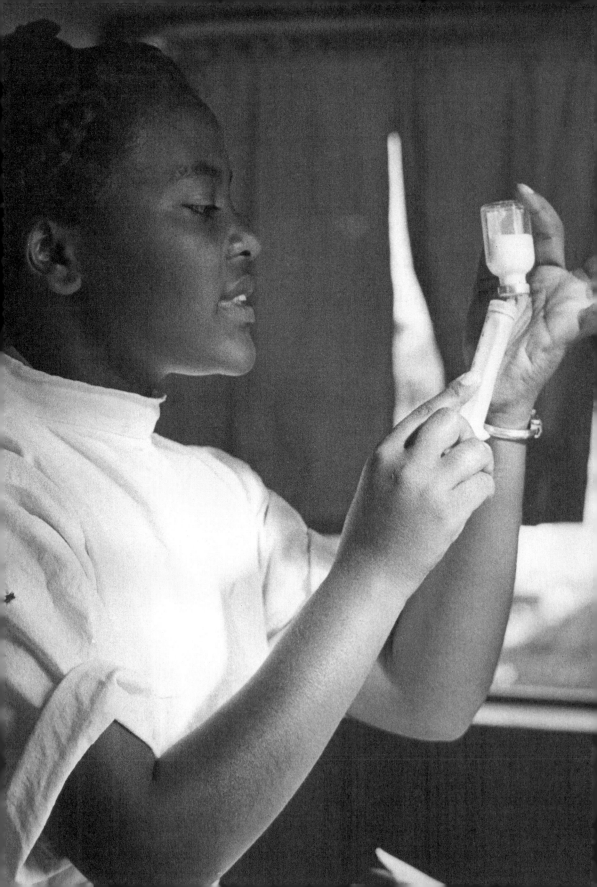

Obsédé par la perfection

Le perfectionnisme

On nomme perfectionnisme le fait d'effectuer un travail en l'achevant dans ses moindres détails. En revanche, on parle d'obsession de la perfection s'il s'agit de la tendance d'un individu à viser toujours le plus haut niveau, même lorsque celui-ci se situe au-dessus de ses possibilités, et à penser avoir réussi uniquement lorsqu'il a atteint le plus haut niveau.

Comment le devient-on?

La situation la plus fréquente est que l'obsédé de perfection avait des parents qui l'étaient aussi.

Cet enfant ne reçoit régulièrement amour et approbation qu'en récompense de très bons résultats. Si, en revanche, il a des difficultés dans ses études ou avec son entourage, ses parents, obsédés de perfection, se sentent frustrés ou menacés. Ils se reprochent ces difficultés et, comme leur estime de soi en souffre, ils exercent une forte pression sur l'enfant pour qu'il évite l'échec, ils le punissent ou montrent de l'irritation à son égard. L'enfant commence à s'imaginer que, s'il commet des erreurs, il sera rejeté. Du moment que son estime de lui-même repose sur l'approbation de ses parents, il commence à avoir très peur de l'échec et ne se lance dans aucune expérience dont le résultat n'est pas garanti. Il devient anxieux, a peur de se tromper et petit à petit devient obsédé par la perfection, qui lui permet, lorsqu'il obtient un très bon résultat, d'être content de lui.

Au contraire, lorsqu'il commet une erreur, il s'en veut tellement qu'il ressent anxiété, frustration et culpabilité.

Le rôle de la culture

L'entrée à l'école, à l'université, renforce encore les tendances des enfants qui vont devenir des obsédés de la perfection. Il existe des souffrances incroyables pour ces enfants. Dans une classe, un enfant de 10 ans a tenté de se pendre car il n'arrivait pas, dans l'une des branches scolaires, à obtenir les résultats parfaits escomptés par ses parents.

Au niveau du travail, le langage reflète cette course lorsqu'on parle d'excellence, la recherche de l'excellence, la mise en place de critères de performance qui, finalement, réduisent le travailleur à passer sa vie entière dans une tension, une anxiété, qui débute à 5 ans et se termine à 65 ans.

Elle se paie cher

Etre adepte du travail bien fait n'a rien à voir avec l'obsession de la perfection et du perfectionnisme. Ce n'est pas de cela qu'il s'agit ici, mais bien plutôt de cette tendance à vouloir toujours plus, toujours plus haut. Un chercheur américain, David Burns, a pu mettre en évidence que les obsédés de la perfection ne sont, en fait, pas ceux qui réussissent le mieux. En interrogeant les 34 «plus excellents» agents d'assurances d'une grande firme, il a pu mettre en évidence que ceux qui avaient cette obsession de la perfection gagnaient en général

22 000 francs par an de moins que ceux qui ne l'avaient pas.

Sur le plan de la santé, une recherche menée par Friedmann et Rosenman a mis en évidence, il y a plusieurs années déjà, que les obsédés de la perfection étaient particulièrement touchés par les maladies cardiaques. Leurs caractéristiques — «hautement compétitifs, excessivement orientés vers le succès, impatients, sensibles à la frustration, hantés par la peur de n'avoir pas terminé à temps» — les rendent particulièrement vulnérables à l'hypertension, à l'infarctus et à divers autres problèmes tels que la dépression.

Comment la soigner?

Voici comment peut se soigner l'obsession de la perfection.

▶ Proposer à la personne de faire un bilan des avantages et des inconvénients de sa volonté de perfection.

Parfois, ce bilan permet à la personne de «voir», pour la première fois, que l'obsession de la perfection n'est pas à son avantage.

Une cliente du Dr Burns faisant ce type de bilan avait trouvé un avantage — «L'obsession de la perfection peut faire faire du bon travail» — ainsi que des inconvénients — «Cela me rend si tendue que je ne peux pas faire du bon travail; je ne suis pas prête à prendre des risques, donc à être créative; je m'empêche de tenter de nouvelles expériences; je développe toujours plus mon autocritique et toujours moins ma joie de vivre; je ne suis jamais détendue, car il y a toujours quelque chose qui ne va pas; je suis intolérante, parce que je remarque toujours les choses qui ne sont pas parfaites.»

Cette étape est indispensable, car ce n'est qu'au moment où un obsédé de la perfection veut changer qu'il pourra le faire.

▶ Apprendre à sortir du mode de pensée «tout ou rien». Un repas entre amis peut être très réussi même si le roast-beef est un peu trop cuit.

▶ Noter tous les jours les reproches que l'on s'adresse à soi-même et prendre conscience de ces pensées automatiques qui envahissent l'esprit.

▶ Apprendre à supporter la critique. Comme le disait déjà Lincoln, on ne peut pas plaire à tout le monde tout le temps, mais seulement parfois à quelques personnes.

L'avantage d'être moyen

On a tendance à croire que plus on est parfait, mieux on réussit dans la vie. La réalité nous détrompe quotidiennement. Réussir, c'est avant tout oser prendre des risques, pouvoir être créatif, faire des expériences multiples, aimer la vie et s'aimer soi pour pouvoir aimer les autres.

A MÉDITER...

Rien n'est aussi guérissant, rien ne rafraîchit l'âme autant que la nature. A la lumière d'une telle beauté, les problèmes du monde semblent moins lourds. La souffrance et la dépression, la pauvreté, la misère sont soulagées lorsqu'on est face à la majesté de la nature. L'âme fatiguée prend son envol comme un aigle et communie avec tout ce qui vit.
Aide-moi à me souvenir que la beauté est là qui m'attend, si seulement je veux bien la chercher.

Help for the Helpers

Au travail: des chefs qui savent tout!...

Sont-ils «bulldozers» ou «ballons d'hélium»? Il faut savoir les distinguer et adapter son comportement à ce qu'ils sont quand ils ont le pouvoir.

«Il y a quelques mois, ma vie a basculé. Après des dizaines d'années de plaisir dans mon travail, Mme B. est arrivée. C'est notre nouvelle responsable. Elle sait tout, elle a toujours raison, elle possède l'unique vérité et démontre une compétence étonnante pour manipuler les décideurs qui croient avoir trouvé en elle la perle rare. Tout ce que nous avons fait avant son arrivée n'est pas valable; elle doit croire qu'on l'attendait pour que l'institution existe vraiment. Comment peut-on vivre et travailler avec quelqu'un comme ça? Est-ce possible?»

L'arrivée de ce type de chef dans le monde du travail peut représenter un énorme problème pour les travailleurs fidèles qui ont assumé la tâche de faire fonctionner une institution durant des années.

Les spécialistes de la psychologie du travail ont tenté de cerner le profil des personnes comme Mme B.

Il existe deux grandes catégories: les «bulldozers» et les «ballons d'hélium».

Les «bulldozers»

Ces personnes sont très productives, pensent «juste», sont compétentes et peuvent mener à bien de grands projets. Elles sont sûres d'elles-mêmes, possèdent la vérité et regardent avec condescendance les collègues qui osent émettre un avis opposé. L'arrivée d'un bulldozer fait naître de grandes résistances parmi les travailleurs qui les entourent, car ils ne laissent aucune place à la créativité et aux idées des autres. Ces «experts» utilisent des faits et des résultats de recherche qu'ils interprètent à leur avantage. La dimension philosophique des choses ne les intéresse pas. Ils parlent bien, semblent avoir beaucoup de pouvoir et savent obtenir le soutien de ceux qui les ont mis en place.

A moyen et long terme, les bulldozers sont nocifs pour les institutions qu'ils dirigent, car ils ne savent absolument pas encourager et respecter les compétences de leurs subordonnés.

Faire face

Comment faire face aux bulldozers? La stratégie centrale consiste à les aider à considérer d'autres vues et d'autres alternatives que les leurs sans jamais mettre en question leur expertise.

Pour y arriver, il est indispensable de bien se préparer, d'avoir des dossiers solides et fondés sur des données précises.

Un bulldozer ne supporte pas d'être confronté; sa structure psychologique fait qu'il prendrait la remarque personnellement et vous en voudrait beaucoup. C'est pourquoi, pour amener un problème, il vaut mieux dire: «A votre avis, y aurait-il un moyen d'améliorer les relations dans notre équipe?» plutôt que: «Mes collègues et moi souffrons de la manière dont vous nous traitez.»

Si vous le pouvez, laissez ce chef jouer à celui qui sait tout, prenez patience, un jour ou l'autre son orgueil lui tendra un croche-pied et il sera un peu plus prêt à écouter ceux qui l'entourent et avec qui il collabore.

Les «ballons d'hélium»

Les chefs ballons d'hélium parlent avec beaucoup d'autorité. Ils donnent des avis, des conseils, ils font part de leur opinion.

Très vite, cependant, ceux qui les entourent réalisent que leurs connaissances sont très minces. Ils ressemblent à un ballon: «Objet à la peau fine et flexible rempli d'air.» Ils n'ont rien de consistant.

Contrairement aux bulldozers, les ballons d'hélium ne sont pas compétents. Cependant, ils arrivent à convaincre, ou en tout cas à semer le doute chez ceux qui ne peuvent pas mettre en évidence leur manque de connaissance.

Les chefs ballons d'hélium cherchent avant tout à être importants, non pas tant à être aimés ou respectés qu'à obtenir l'admiration de leur entourage. Ils sont souvent séduisants et savent manipuler et obtenir le support de gens utiles et importants. C'est fortes de ce support que ces personnes atteignent des postes élevés pour lesquels elles ne possèdent pas les compétences.

Lorsque ces personnes ne sont pas en position d'influence, elles ne sont pas très nocives. Il est assez facile de les côtoyer, car elles ne sont pas intéressées par ce qui les entoure. Aussi longtemps qu'elles peuvent faire de grands discours pour impressionner la galerie, elles sont satisfaites.

Le pouvoir qui «gonfle»

La difficulté commence lorsque le ballon d'hélium est nommé responsable. Son allure, son charme, ses discours lui ont permis de séduire ceux qui l'ont choisi. Il est en place, et c'est à partir de ce moment-là qu'il va empoisonner la vie de ses subordonnés.

En général, il ne demandera l'avis de personne, car *il sait*. Il donne des ordres, s'assure que chacun l'admire, et fait savoir à la ronde que c'est bien lui «le chef».

Lui faire face

Comment faire face aux ballons d'hélium? En cas de désaccord avec le chef ballon d'hélium, il est fondamental de le voir seul à seul, car ce qui est important pour lui ou elle, c'est de sauver la face par tous les moyens.

Pour tenter de lui proposer une stratégie, le meilleur moyen consiste à offrir ses idées comme une vision alternative et non comme la meilleure solution.

Il est possible de travailler avec un chef ballon d'hélium si l'on accepte sa soif dévorante de statut et d'admiration.

Le monde du travail est un monde complexe, difficile, dans lequel il existe de multiples possibilités de développer ses capacités de faire face aux gens difficiles.

L'essentiel consiste à garder une bonne distance d'avec ces personnes, de se construire un réseau de support solide et une vie satisfaisante hors du travail qui permette de trouver, jour après jour et mois après mois, la force et l'espoir nécessaires pour accueillir et respecter la grande variété de gens que la vie met sur notre chemin.

A MÉDITER...

Si on ne voulait qu'être heureux, cela serait bientôt fait; mais on veut être plus heureux que les autres, et cela est presque toujours difficile, parce que nous croyons les autres plus heureux qu'ils ne sont.

Montesquieu

Je n'ai pas le temps!

«Chaque fois que je prononce cette phrase, je me sens coupable. Je sais pourtant que c'est de mon temps que mes enfants ont besoin. Comment faire pour mener de front toutes les activités professionnelles, familiales, sociales dont je suis responsable? On me dit: "Organise-toi!" Je ne vois pas très bien quoi faire. Auriez-vous quelques conseils à me donner? Je suis sûr que je ne suis pas le seul dans ce cas.»

Ce problème est très répandu. Il n'y a pas de solutions universelles; cependant, des spécialistes divers ont tenté de trouver des moyens.

● **La communication**

On peut gagner beaucoup de temps en **écoutant** son interlocuteur, en lui accordant de l'attention, en prenant des notes lorsqu'il nous fournit des indications importantes, en lui laissant exposer son point de vue sans l'interrompre, en étant intéressé à ce que les autres ont à dire.

Expliquer en termes simples et avec assez de détails n'est jamais perdre son temps. Ce sont les adresses à moitié données, les numéros de téléphone inexacts, les consignes peu claires qui consomment un temps précieux.

Laisser une note écrite garantit une certaine permanence des informations.

Une communication longue n'est pas toujours utile, on peut s'entraîner à aller à l'essentiel.

● **Le téléphone**

★ Ayez un répondeur téléphonique au travail et à la maison, et ne répondez que lorsque vous l'avez décidé. Se laisser interrompre trop souvent par le téléphone alors que vous êtes en entretien, en réunion ou en repas de famille donne l'impression de perte de temps, et votre interlocuteur ne bénéficie pas de toute la disponibilité qu'il mérite.

★ Si votre appel aboutit à un répondeur, laissez votre message d'une manière brève et précise, et demandez qu'on vous rappelle.

● **Les rendez-vous**

La communication passe souvent par des rendez-vous avec des collègues, supérieurs, subordonnés, clients, fournisseurs. Quelle que soit la fonction, et cela est vrai dans la vie privée aussi, il est important de se poser les questions suivantes:

▶ Ce rendez-vous est-il nécessaire?
▶ Ne pourrais-je pas arriver au même résultat avec un téléphone?
▶ Quel est le but du rendez-vous?
▶ Ce rendez-vous est-il confirmé?
▶ Quelle route prendre pour y aller?
▶ Quel temps prévoir pour y aller?

Vu les problèmes de déplacement qui se posent souvent aujourd'hui, il vaut la peine de repenser la «nécessité» de certains rendez-vous.

● **La paperasse**

Des études ont démontré que 80% de tous les papiers que l'on garde ne serviront jamais.

Il est donc judicieux de se demander: «Que se passerait-il si je jetais ce document?»

Lorsqu'un document doit être gardé, se pose alors tout le problème du classement, et il n'est pas facile à résoudre. Il existe des livres, des méthodes qui peuvent aider à gagner un temps précieux par un classement adéquat des documents. Qu'il s'agisse des papiers nécessaires à remplir sa feuille d'impôt, d'adresses ou de documents professionnels, le mot d'ordre est: «N'accumulez rien, classez tout ce qui vaut la peine d'être gardé.»

- **L'avantage des habitudes**

Combien de temps se perd à chercher des clés, des lunettes, des documents, des adresses, des numéros de téléphone, des recettes et tant d'autres choses! Le vieux proverbe disait: «Une place pour chaque chose et chaque chose à sa place!» Cette idée n'a pas vieilli. Mieux encore, on s'est rendu compte qu'il en était de même pour les idées, les activités, le rythme de la vie: prendre l'habitude, créer une habitude, cela peut faciliter la vie et gagner beaucoup de temps. Tout est affaire d'équilibre, bien sûr. Avoir trop d'habitudes peut rigidifier et empêcher la créativité de s'exprimer, avoir trop peu d'habitudes peut participer à faire gaspiller de l'énergie et du temps.

L'ESSENTIEL ET L'ACCESSOIRE

Tout ce qui précède dépend en fait des buts recherchés. Sénèque écrivait déjà qu'il n'est point de vent favorable au navire qui ne connaît pas son port. Qu'est-ce qui compte et qu'est-ce qui est accessoire dans la vie?

Certaines méthodes de gestion du temps partent de la notion de «journée idéale». Qu'est-ce que serait une journée idéale, pour vous? Est-ce très éloigné de ce que vous vivez? Quelles en sont les raisons? Y a-t-il quelque chose que vous pouvez changer? Quelles sont les étapes pour le changer? Il est intéressant de constater, en lisant l'histoire des gens qui ont pu réaliser leurs rêves, que l'aspect principal est qu'**ils y ont cru**. Ils ne se sont pas laissé influencer par le défaitisme ambiant. Au contraire, ils ont transformé leurs rêves en objectifs précis et se sont mis en route.

Faire la différence entre l'essentiel et l'accessoire, voilà bien la difficulté pour beaucoup. Par rapport à quoi déterminer l'un et l'autre? Il s'agit là d'une démarche personnelle qui doit être en cohérence avec l'échelle de valeurs de chacun.

Dans un ordre religieux, il y a encore quelques décennies, les moines enlevaient chaque jour une pelletée de terre de ce qui allait être leur tombe, cela afin de se souvenir qu'ils étaient mortels et que chaque acte de la vie devait être mesuré par rapport à cette échéance. Il y a d'autres moyens de prendre conscience de l'importance de nos choix et de nos décisions, bien sûr, mais il s'agit là d'une démarche essentielle.

Il est important de prendre un moment pour soi, de faire un bilan de ses activités professionnelles, personnelles et sociales, par écrit, puis de faire une analyse de ce qui en ressort. Soulignez en rouge tout ce qui est indispensable, incontournable, qui participe à un plan de vie et éliminez tout ce que vous pouvez ou que vous désirez éliminer dans ce qui est accessoire.

A MÉDITER...

Evalue ce que tu as à donner et puis donne-le; peu importe ce que c'est, car lorsque chaque don est offert il aide à compléter le tout. N'attends pas que quelqu'un d'autre t'extorque tes dons, mais donne volontairement ce que tu as. Ce faisant, tu verras où il s'emboîte dans le tout, comme la pièce d'un puzzle qui, lorsqu'elle est mise en place, complète l'image.

E. Caddy
La petite voix

Propos sur l'échec

«Cela faisait quatre ans que j'attendais ce jour: passer mon examen final, être enfin une professionnelle, ne plus dépendre financièrement de mes parents, devenir une adulte dans le plein sens du terme. Quatre ans de travail acharné, où j'ai maintenu une bonne moyenne scolaire et puis voilà, pour un examen où, de l'avis d'un enseignant et d'un expert, ma prestation était trop juste, voilà mon rêve repoussé, mes parents à nouveau dans les chiffres rouges et ma confiance en moi très ébranlée. J'ai beaucoup de peine à remonter la pente, à me remettre à travailler. Je ressens ce qui m'est arrivé comme une injustice.»

Problème fréquent

Ce qui arrive à cette personne n'est pas rare, ni incompréhensible. L'échec lors d'un parcours d'études est un problème important et fréquent. Il y a les échecs compréhensibles dus à une préparation insuffisante ou à une formation de base inadéquate. Il y a les échecs dus à une discipline de travail irrégulière, à des problèmes familiaux, à un deuil ou à une rupture, à des problèmes de santé physique ou mentale. Tous ces échecs représentent une expérience de vie qui peut être vécue positivement ou d'une manière destructrice.

D'autres causes

Il y a aussi les échecs qui ne devraient pas avoir lieu: ceux qui se produisent parce que l'enseignement n'est pas de bonne qualité, et cela existe beaucoup plus souvent qu'on ne l'imagine. Il y a les échecs prévus par la structure et qui tiennent lieu de mesure indirecte de numerus clausus. Il y a aussi, parfois, rarement heureusement, les échecs dus au désir de certains enseignants ou experts d'exercer leur pouvoir et parfois de «protéger» leur profession.

Bref, il y a toujours eu et il y aura toujours des échecs.

Certains systèmes scolaires, ceux par exemple qui sont organisés sur le modèle des trimestres, permettent de ne refaire que le trimestre échoué ou de ne reprendre que le cours qui a fait problème; d'autres, beaucoup moins favorables à l'étudiant, exigent qu'une année entière soit répétée à cause d'une seule branche insuffisante.

Probablement que ceux qui ont à structurer les systèmes scolaires en viendront un jour à repenser ces différents aspects.

L'échec et l'image de soi

Il est vrai que l'échec, quel qu'il soit, est une atteinte à l'estime de soi, une sorte de deuil. Quelque chose à quoi on tenait, auquel on s'attendait n'a pas lieu. L'image que l'on se faisait de soi-même, «un adulte dans le plein sens du terme», est cassée ou repoussée. Il est important de comprendre cela.

A qui la faute? Qui est responsable? Au fond, cela n'a pas vraiment d'importance. La seule chose à faire, c'est d'accepter ce deuil et d'en vivre les différentes étapes. La colère est l'une d'elles, la tristesse aussi. Il est important d'accepter ces sentiments et de les exprimer à quelqu'un qui peut comprendre, ou encore les confier à une page blanche que l'on pourra ensuite brûler.

Le savoir

Chaque personne est différente et chacune vit un échec très différemment. Il n'y a pas de recette. Il est cependant possible de modifier l'attitude que nous avons face à l'échec si l'on se souvient de quelques points clés.

❶ L'échec n'est pas forcément une catastrophe.

Une personne ayant échoué lors de l'examen d'entrée à l'Ecole normale s'était imaginée, sur le moment, que tout était fini, que sa vie allait s'arrêter à cet instant-là. Or, trente-cinq ans plus tard, considérant sa vie, elle réalisait combien cet échec avait été providentiel pour elle. Il l'avait forcée à voir d'autres horizons, à faire d'autres expériences et finalement à embrasser une tout autre carrière dans laquelle elle s'épanouissait. Les expériences inattendues que peut produire un échec sont parfois source d'un grand enrichissement.

C'est difficile à accepter sur le moment, mais ce peut être le grain de sable qui permettra à la perle de se former.

❷ Ceux qui ont échoué et qui ont su s'en remettre ont appris quelque chose de fondamental.

Comme le disait un auteur dont nous avons perdu le nom: «Ce qui est important n'est pas le nombre de fois où l'on tombe, c'est le nombre de fois où l'on est capable de se relever.»

Tout être humain peut échouer personnellement, professionnellement, dans tous les aspects de sa vie. L'essentiel est de pouvoir faire face, c'est-à-dire vivre l'événement sur le plan de ses émotions: colère, tristesse, peur, puis vivre l'événement sur le plan matériel:
▶ évaluer la situation;
▶ évaluer ses forces et ses faiblesses;
▶ évaluer les moyens de support dont on dispose, amis, famille, compétences diverses;
▶ mettre au point les stratégies qui vont nous permettre d'aller de l'avant.

❸ Ceux qui ont su mettre à profit un échec sont mieux préparés à prendre des risques car, pour risquer, il faut être préparé à échouer. Les grandes réussites ne sont qu'à ce prix-là!

Les biographies des grands hommes et des femmes qui ont fait l'histoire nous parlent aussi bien d'échecs que de réussite; il n'y a que ceux qui ne risquent rien qui n'échouent pas.

Quelques stratégies

Aujourd'hui, plus que jamais, il est important de découvrir et d'utiliser les stratégies qui permettent de faire face à l'échec et d'aller de l'avant. En voici quelques-unes:

❶ Exprimer ses émotions. Elles existent, elles peuvent être partagées ou canalisées dans l'action: sports, expression à une personne réceptive, écriture.

❷ Agir avec optimisme. Se mettre au travail régulièrement pour réussir son prochain examen, pour obtenir son prochain poste, pour aller vers son but.

❸ Prendre quelques conseils de personnes compétentes dans le domaine en question. Chercher à savoir ce qui a manqué, ce qui aurait pu être fait autrement. Il arrive que nous ne nous voyions pas exactement, que nous ayons des «points aveugles». L'avis d'une personne compétente peut être très utile; il peut nous procurer une information extrêmement précieuse.

❹ Faire des comparaisons positives. Oui, d'autres ont mieux réussi, ou plus vite, mais il est important de considérer aussi tout ce qui a déjà été fait et le chemin accompli.

❺ Parler en positif de soi-même. Lorsque les personnes de notre entourage posent des questions à propos du poste occupé ou des examens, éviter de répondre: «J'ai raté»; dire plutôt: «Je vais faire l'expérience intéressante de rencontrer un autre jury l'année prochaine!» Cela coupe court aux questions et peut être dit avec humour et affirmation.

❻ Il existe encore d'autres stratégies telles que de bien s'organiser, de se former un réseau d'amis et de parents prêts à accorder leur soutien, d'adapter son rythme de vie, son alimentation et sa quantité d'exercice à son tempérament afin d'être dans le plus haut niveau de bien-être possible.

A MÉDITER...

Travaillez! Un des malheurs de notre temps, c'est qu'il considère le travail comme une malédiction. Alors qu'il est rédemption. Méritez le bonheur d'aimer votre devoir... Refusez de mettre votre vie au garage. Faites quelque chose de votre vie!... C'est ça, voyez-vous, le secret du bonheur.

Raoul Follereau

Vivre des changements...

«Cela fait dix-sept ans que je travaille dans cette institution, et j'en ai vécu des changements! J'ai connu trois directions, et chacune a voulu marquer l'établissement de son empreinte. Aujourd'hui, je pense que je suis arrivée à la fin de mon pouvoir d'adaptation.

»Depuis quelques années, nous avons une nouvelle direction, pour qui les subordonnés ne comptent pas. Très autocratique, n'écoutant aucune suggestion venant de qui que ce soit, cette personne a mis un état d'esprit dramatique dans l'institution. Nous sommes des pions ou des marionnettes. Aucun recours n'est possible, car les autorités supérieures sont sous le charme de cette nouvelle direction qui sait très bien faire des économies sur notre dos.

»D'accord, vous me direz que j'ai de la chance d'avoir du travail, alors qu'il y a tant de chômeurs. C'est ce que je me répète tous les matins pour me traîner au travail. Mais ça, c'est une chose, Il y aussi la vie qui passe, le plaisir de travailler qui n'est plus là et la sourde colère contre ces humains qui abusent de leur pouvoir.»

Facile d'abuser

Il est si facile d'abuser du pouvoir que l'on détient. Lorsqu'on n'est pas pétri de valeurs humanistes et altruistes, la tentation est grande d'utiliser les personnes comme des choses, de devenir autocratique et centré sur soi-même.

A l'heure actuelle, nous vivons une période charnière entre la gestion du passé, où le directeur ou la directrice étaient tout-puissants, et la gestion moderne, où les prestations de certains professionnels experts sont fondamentales pour l'institution dans laquelle ils travaillent. Pour ces situations-là, les écoles de gestion devront former des responsables capables de travailler en collaboration, en coopération, conscients que le fait de diriger un établissement ne leur donne pas les compétences pointues que possèdent les professionnels qu'ils gèrent.

La compétence humaine

La réussite d'une entreprise ne se fera pas par des gestionnaires qui ne sont intéressés que par le budget et l'organigramme, mais au contraire par des personnes capables d'écouter, de négocier, de reconnaître la valeur des autres, d'enthousiasmer, de soutenir et de respecter ceux avec qui ils travaillent.

Un jour compte

Si vous avez la possibilité de changer ou de créer votre propre lieu de travail, cela vaut la peine d'y penser. Chaque jour de notre vie est important. Chaque jour est irremplaçable, et s'il est nécessaire que vous vous «traîniez» au travail, c'est un signe très clair que vous ne pouvez donner le meilleur de vous-même dans cette situation.

Vous avez vécu de nombreux changements qui vous ont été imposés; peut-être est-il temps de décider vous-même d'un changement!

Changement = deuil

Nous avons dans notre société un manque de compréhension concernant le changement.

Changer, même lorsque cela suppose des améliorations nombreuses, représente toujours un processus de deuil. Lorsqu'on change, on perd quelque chose: un lieu, des collaborateurs, des habitudes, une sécurité, une prédictabilité.

Sans comprendre...

Trop fréquemment, ceux qui organisent le changement ne voient que les aspects positifs de cette marche en avant, sans comprendre ou vouloir comprendre ce qui se produit réellement.

Dans tout lieu que l'on habite, où l'on travaille, comme dans toute personne que l'on côtoie longtemps, on investit de l'énergie, de l'attachement, de l'amitié. Au moment où cet attachement est coupé, il y a processus de deuil, c'est-à-dire qu'un certain choc se produit, qu'il y a une forme de protestation, suivie de tristesse, de crainte, pour arriver à nouveau à reformer des attachements, à réinvestir de l'énergie.

Préparer le changement

Les changements qui se déroulent le mieux sont ceux que l'on prépare. Pour préparer un changement réussi, il est nécessaire de reconnaître ce qui a été fait et ce qui existe, de remercier publiquement ceux qui ont été les responsables des changements précédents et, s'ils le désirent, de les impliquer dans le nouveau changement. Préparer le changement, c'est aussi fêter ce qui a existé, car ce nouveau changement est possible grâce à tous ceux qui ont œuvré jusque-là.

Réussir le changement, c'est accepter que l'on peut être triste de laisser partir ce qui a existé et que la protestation qui peut s'exprimer à l'égard du changement n'est pas «de la résistance au changement», mais bien l'expression d'un processus de deuil qui se terminera d'autant mieux qu'il est pris en compte. Individuellement, il est aussi important de faire son deuil: de fermer la boucle, d'écrire ce que l'on ressent et de brûler la lettre, de partager ce que l'on vit avec quelqu'un ou d'assister à une session de deuil — séparation — lâcher prise.

Changer est un processus permanent qui est intimement lié au processus de deuil. Plus on comprendra cela, plus les changements futurs seront réussis!

A méditer...

Le maréchal Lyautey demanda un jour à son jardinier de planter un arbre. Le jardinier objecta que cette sorte d'arbre croissait lentement et qu'il n'atteindrait pas sa maturité avant 100 ans. Le maréchal répliqua: «Dans ce cas, il n'y a pas de temps à perdre. Plantez-le aujourd'hui.»

Rapporté dans un discours
de J. F. Kennedy

Gagner sa vie demain

Dans un monde en mutation, l'individu est appelé à donner au travail un éclairage nouveau.
Il est bien difficile de savoir ce que les années qui viennent nous réservent, au rythme où les changements se produisent. Certains spécialistes se penchent sur cette question du travail et de son organisation dans les temps futurs.
C'est le cas de Bob Aubrey, qui a publié un livre intitulé *Le travail après la crise*, chez Interéditions, 1994. Cet auteur californien, établi en France depuis vingt et un ans, est un spécialiste du management, du changement et de l'organisation en réseau.

UNE SOCIÉTÉ DE DÉVELOPPEMENT

Pour lui, le monde du travail est en pleine mutation.
Nous sommes en train de laisser derrière nous la société industrielle pour aller vers ce qu'il nomme «une société de développement».
Dans la société industrielle, le modèle classique du travail donnait au salarié une échelle de développement à gravir. Cette échelle reposait sur un contrat moral qui liait l'individu et l'institution dans un rapport de dépendance réciproque. Les éléments de ce contrat étaient: «Formation - Sécurité - Promotion».
Aujourd'hui, un nouveau contrat social place la responsabilité individuelle au cœur du travail.

LA NOUVELLE RÈGLE

La nouvelle règle du jeu est: «Puisque votre carrière dépend désormais de vos efforts, vous avez intérêt à faire en sorte que votre propre valeur augmente à long terme; l'entreprise n'assumera pas cette responsabilité à votre place.»
Il y a encore dix ou quinze ans, de nombreuses institutions payaient la formation continue ou supérieure de leurs employés. Ce phénomène devient plus rare aujourd'hui. Les éléments du contrat se modifient pour devenir «précarité de l'emploi, autogestion de carrière, marché international de compétences».
Pour cela, l'individu est appelé à se développer lui-même, c'est-à-dire: travailler, apprendre, entretenir des relations, vivre sa vie de famille et améliorer sa qualité de vie. Pour atteindre ces buts, la constitution de ce que Charles Handy nomme le «portefeuille de travail» est un moyen de choix. Pour Charles Handy, les conditions déraisonnables qui sont celles de notre époque exigent des actions qui, du point de vue traditionnel, sont aussi, à première vue, «déraisonnables».

CINQ SECTEURS D'ACTIVITÉ

Pour cet auteur, il y a lieu de donner au travail un éclairage nouveau, de le concevoir en tant qu'activité parmi d'autres:
▶ Travail salarié.
▶ Travail libéral (tout ce qu'on fait d'autre qui peut rapporter un peu d'argent: donner

des leçons de guitare, ou encore être député).
▶ Travail domestique (entretien du foyer, de la maison).
▶ Travail bénévole (pour associations, clubs, voisins, famille).
▶ Travail éducatif (apprendre, se former, lire, se cultiver).

L'important est de ne pas s'identifier au travail salarié, mais de maintenir des activités dans les quatre autres secteurs. Ainsi, lors de temps de chômage ou lors de la retraite, la personne n'est pas «sans travail» ou «à la retraite»; elle modifie simplement l'importance de l'un ou l'autre des secteurs. Lorsqu'elle vit une période de chômage, elle augmente le travail éducatif et le travail libéral; lors de la retraite, elle augmente le travail libéral, le bénévolat et le travail domestique, par exemple.

Pour Bob Aubrey, «dans la société de développement qui est devant nous, cette idée de portefeuille d'activités deviendra, selon toute vraisemblance, la base normale du travail».

La précarité de l'emploi fait qu'il devient bien imprudent, sur le plan du travail, de mettre tous ses œufs dans le même panier.

L'ENTREPRISE DE SOI

L'entreprise de soi est une manière de considérer le capital humain que chaque personne représente. Selon Bob Aubrey, ce capital est constitué des sources suivantes:

❶ L'instruction, la formation, la culture.
❷ Les qualifications et les compétences, le savoir que l'on retire de son expérience professionnelle.
❸ La sagesse et l'expérience, voyages, rapports sociaux, réflexions.
❹ Position sur le marché du travail: réputation, nom, acquis dans le cadre de ses relations de travail.
❺ Portefeuille d'activités, bilan des activités développées.
❻ Base clientèle, réseau potentiel ou effectif des clients.
❼ Propriété intellectuelle: production intellectuelle, brevets, copyright.
❽ Revenus et avoirs, capital économique accumulé.
❾ Réseaux sociaux et familiaux.
❿ Energie et santé.
⓫ Qualités personnelles et talents, aspects de la personnalité et aptitudes particulières que d'autres apprécient chez la personne.

CINQ QUESTIONS

Pour bien clarifier son «entreprise de soi», quel que soit notre âge, il est intéressant de se poser les questions suivantes:
▶ Qui suis-je en tant qu'individu?
▶ Qui suis-je sur le plan professionnel?
▶ Quelles sont mes qualités personnelles?
▶ Quelles sont mes compétences?
▶ Quelles sont mes aspiration?

Tout au long de la vie, il est important de développer son «entreprise de soi» pour augmenter sa qualité de vie, son utilité dans la société et son sens de réalisation de soi-même. Il n'existe pas de moyen de s'assurer un poste de travail pour le XXIe siècle. Cependant, plus «l'entreprise de soi» sera développée en chacun de nous, plus nous serons prêts à vivre positivement les changements nombreux et importants que l'avenir nous réserve.

Le chômage et la santé

Le cauchemar

«Le jour où mon mari, 53 ans, ingénieur chimiste, reçut son avis de licenciement de la direction d'une firme où il travaillait depuis quinze ans, j'ai senti le sol se dérober sous mes pieds... Henri licencié, je n'arrivais pas à imaginer que cela pouvait être vrai. Je me réveillais le matin, sûre d'avoir été victime d'un cauchemar. Hélas, ce n'était pas un rêve. Les laboratoires où travaillait mon mari allaient être fermés, et son unité de recherche retournait aux Etats-Unis.

«Mon mari faisait bonne figure au début, il disait: "Ne t'en fais pas! Tu verras, avec mes qualifications, je retrouverai rapidement un poste." A mesure que les réponses négatives arrivaient, je voyais sa tension intérieure augmenter. "C'est une question de temps", répétait-il.»

Une autre activité

«Au bout d'un an, il a bien fallu se faire à l'idée que, vu son âge, Henri ne retrouverait probablement pas de travail. Comme, tous les deux, nous étions passionnés par tout ce qui touche aux chiens, nous avons ouvert un chenil-élevage et nous pouvons en vivre. Sur le plan financier, ce n'est pas facile, mais nous nous en sortons.

»Le problème le plus important, c'est la santé d'Henri. Lui qui avait toujours été un roc, voilà qu'il fait maladie sur maladie.

»Je suis très inquiète pour lui. Il a des angines, des grippes, un peu d'hypertension. Il est bien suivi par notre médecin de famille, mais il me semble qu'il y a autre chose à faire que de lui donner des médicaments.»

Le chômage affecte la santé

On le sait maintenant depuis quelques décennies, la santé ne dépend pas seulement d'un bon fonctionnement de notre dimension physique. La vie relationnelle, la vie sociale, la dimension du sens, de la spiritualité, tout cela influence le maintien ou la dégradation de la santé.

Au-delà de la survie matérielle, l'épreuve subie par le mari de cette personne est comparable à celle du deuil d'une personne aimée. Il y a rupture, mise en cause des valeurs traditionnelles liées au travail et à la sécurité de vie. C'est la fin d'une notion profondément ancrée dans notre société, dans notre mentalité collective, selon laquelle la réussite professionnelle et sociale vient par le travail, les études et la promotion. Sur le plan social, le chômage est le symptôme d'une crise de la société et, sur le plan individuel, il constitue un traumatisme important, un rude choc psychologique. L'image de soi-même et des choses qui donnent sens à la vie est modifiée. Du jour au lendemain, la personne licenciée est dépossédée de son lieu de travail, du réseau de relations qu'elle s'était constitué, de son statut social.

Un vrai deuil

Il s'agit donc d'un vrai deuil. Il y a mort de tout ce qui faisait la vie, de ce avec quoi on s'identifiait, et il faut s'adapter à autre chose. Le travail de deuil sera d'autant plus long et pénible que le chômeur appartenait depuis de longues années à l'entreprise, qu'il s'y était investi personnellement, qu'il s'était identifié à sa fonction et que, parfois, son travail était son seul centre d'intérêt.

Un sentiment de honte peut encore s'ajouter à ce deuil. Le chômeur peut se sentir humilié et déchu. Dire «je suis au chômage» représente pour certaines personnes un aveu de faiblesse et peut-être même de perte de capacité professionnelle.

Des travaux médicaux nombreux ont mis en évidence la diminution de la résistance d'une personne après un deuil. Le système de défense de l'organisme est affaibli pour plusieurs mois et l'efficacité de la lutte contre les microbes et les virus est amoindrie. Le témoignage évoqué plus haut va parfaitement dans le sens de ces travaux.

Ce qu'il faut faire

En effet, à côté de l'accompagnement médical assuré par le médecin de famille, certaines mesures de promotion de la santé globale sont recommandées.

❶ Sur le plan physique.
▶ Assez de repos de bonne qualité.
▶ Une nourriture saine contenant beaucoup de fruits et de légumes.
▶ Un minimum de trois heures d'exercices à l'extérieur par semaine; si possible, trois fois une heure (marche, nage, jogging, tennis, vélo, etc.).
▶ De la vitamine C.
▶ Cuivre, or, argent en oligo-éléments.
▶ Si c'est possible, des massages relaxants ou/et bains thermaux.
▶ De la relaxation (il existe des cassettes diverses à ce propos).

❷ Sur le plan psychologique.
Tout d'abord, se féliciter pour la capacité d'adaptation dont on a fait preuve en faisant face à l'adversité.

Puis faire le deuil de ce qui n'est plus. Cela veut dire se laisser ressentir le chagrin, accepter la colère éprouvée contre ceux qui ont été à l'origine du licenciement, contre la société, contre la crise.

Il n'est pas important de savoir à qui on en veut. Ce qu'il faut, c'est laisser sortir cette colère qui est en soi en criant, en tapant avec un bâton sur un coussin ou un matelas, en lançant des pierres dans l'eau, en écrivant une lettre dans laquelle on déverse toute son amertume et qu'on brûle ensuite. Il y a de la colère à être mis de côté, licencié; cette colère, si elle reste au fond de soi, empêche la guérison du deuil.

❸ Sur le plan social.
S'affilier à des groupes, clubs, sociétés; retrouver une place et un rôle particulièrement hors du monde du travail.

❹ Sur le plan spirituel.
Cheminer dans la direction d'une recherche de sens, chercher à voir ce que cette expérience, si difficile à vivre, a peut-être apporté de positif, de constructif.

A MÉDITER...

Celui qui veut avoir ce qui est juste sans accepter ce qui est faux, l'ordre sans le désordre, ne comprend rien aux principes du ciel et de la terre. Il ne sait rien de la manière dont les choses s'assemblent.

Chuang Tzu

La fin, c'est l'endroit d'où nous commençons.

T. S. Eliot

L'entretien d'embauche

Pour tous ceux qui cherchent désespérément un travail, l'entretien d'embauche peut être un obstacle de taille.

Pourquoi l'entretien?

Pourquoi l'entretien d'embauche? Parce que, jusqu'à présent, il demeure l'unique méthode qui permette d'observer et de «sentir» avec son intuition les possibilités réelles d'accord entre les deux parties. A l'heure actuelle, certaines entreprises examinent leurs candidats avec des moyens très sophistiqués: batteries de tests, graphologie, physiognomonie et questionnaires divers.
Ces techniques ne sont pas toujours fiables et, surtout, les experts utilisant certaines d'entre elles se targuent de donner un profil de personnalité du candidat qui peut être considéré comme une atteinte à l'intimité de la personne.
Ce profil de personnalité ne devrait donc pas pouvoir être demandé par un employeur à l'insu du candidat. Là aussi, une réflexion éthique serait utile.
Mais revenons à l'entretien, méthode le plus couramment utilisée dans la sélection des candidats.

S'y préparer

Se préparer à l'entretien, cela veut dire avoir soin de:
▶ son apparence;
▶ son comportement durant l'entretien;
▶ la présentation de son curriculum vitae;
▶ son style d'écoute et de communication;
▶ bien connaître ses points forts et ses points faibles;
▶ ses atouts et ses désavantages;
▶ se préparer à négocier;
▶ s'informer sur l'entreprise dans laquelle on est convoqué.

L'apparence

La première impression est très importante. C'est au premier coup d'œil qu'un recruteur vous classera parmi les gens «corrects, propres et soignés» ou «élégants et recherchés dans leur tenue», ou encore «négligés et peu dynamiques».
Choisissez de préférence des vêtements classiques, aux couleurs neutres pour un homme et bien assorties pour une femme. Soyez certain d'être bien rasé et bien coiffé. Evitez les bijoux, surtout s'ils sont très visibles (ou audibles!) tels les bracelets qui s'entrechoquent au moindre mouvement ou les bagues à tous les doigts.
Lors de la prise de contact, veillez à vous tenir droit, à vous avancer avec assurance et à serrer la main de votre interlocuteur fermement s'il vous la tend. Asseyez-vous au fond de la chaise ou du fauteuil qu'on vous présente.

Le comportement

Si vous vous sentez tendu durant l'entretien, respirez profondément, prenez le temps de répondre aux questions que l'on vous pose.
Il est intéressant de se souvenir que dans le contenu d'un message les gestes et les

postures sont les plus importants. L'intonation de la voix vient ensuite, et les mots employés ne viennent qu'en troisième position d'importance. Plus ces trois éléments sont cohérents, plus votre interlocuteur croira ce que vous lui dites. Si, par exemple, vous dites être un homme décidé et que vous répondrez aux questions avec beaucoup d'hésitation et d'une voix presque inaudible, il y a incohérence.

LE CURRICULUM VITAE

Ce document est en quelque sorte votre ambassadeur. Plus il sera clair, soigné, précis et bien rédigé, plus il parlera en votre faveur. Il vaut la peine de se faire aider pour sa rédaction et pour la mise en page et la frappe. Plusieurs «écrivains publics» ou bureaux de reproduction de documents se chargent ce travail.

Ce qui intéresse un employeur dans un curriculum vitae, ce sont, bien sûr, les diplômes et l'expérience professionnelle du candidat, mais aussi les raisons de ses changements de poste, sa progression et surtout les «trous». Qu'a fait cette personne entre 1980 et 1985? Où était-elle? Soyez certain de devoir donner des explications, telles que: apprentissage d'une langue à l'étranger; éducation des enfants; voyages, ou toute autre raison valable et vérifiable.

Il est important de ne pas présenter un roman-fleuve ou, si les expériences et formations sont très nombreuses, préparez deux curriculum vitae, l'un succinct et l'autre avec beaucoup plus de détails à offrir lors de l'entretien, si cela semble opportun.

Préparez aussi d'une manière organisée les autres documents nécessaires: originaux de diplôme, permis de travail, etc.

L'ÉCOUTE ET LA COMMUNICATION

L'écoute est primordiale pour le candidat. Ecoutez, n'interrompez pas, évitez de parler de ce qu'on ne vous demande pas. Et soyez très attentif aux questions posées, afin d'y répondre précisément.

Parlez clairement et simplement, et évitez de répondre par oui ou par non.

Utilisez un langage adapté à la situation, où vous choisissez des phrases courtes et claires. Lorsqu'on vous pose une question fermée du genre: «Vous n'avez pas terminé votre formation professionnelle?», vous avez la possibilité de choisir le contenu de la réponse; par exemple: «Non, je ne l'ai pas terminée. C'est ce qui m'a amené à m'intéresser tout particulièrement à l'informatique et, par le biais de cours du soir, de devenir un expert dans ce domaine.»

Veillez à ne pas critiquer l'entreprise d'où vous venez ni vos anciens chefs et collègues. Soyez positif. Même si vous êtes dans une situation difficile, n'en parlez que si cela a une influence sur votre travail (horaires, pourcentage de travail). Le recruteur n'est pas un psychothérapeute et il n'est pas là pour partager vos problèmes personnels. Soyez honnête et répondez aux questions posées en ce qui concerne votre vie professionnelle.

Certains recruteurs peuvent vous déclarer: «Parlez-moi de vous!» Soyez attentif et dites-lui surtout ce qui est intéressant chez vous ou en vous pour le poste que vous briguez.

Ne donnez que le minimum d'informations sur votre vie privée. Il s'agit là d'une sphère qui vous est personnelle.

BIEN LES CONNAÎTRE

Il s'agit de bien connaître ses points forts et ses points faibles. En fonction du poste que vous recherchez, soyez conscient des atouts et des handicaps qui sont les vôtres. Il peut s'agir de votre âge: trop jeune ou trop vieux pour le poste. Il peut s'agir de votre formation: vous n'avez pas tous les diplômes requis, ou vous ne parlez pas toutes les langues étrangères demandées sur l'offre de service; ou encore votre expérience n'est pas celle que le recruteur attendait. Prenez conscience de vos points forts et apprenez à négocier.

Par exemple, on demande une personne s'exprimant en anglais et en allemand et vous ne connaissez pas assez bien l'allemand. En revanche, en anglais, vous excellez. Mettez cela en évidence, soulignez votre aptitude à écrire l'anglais, à traduire rapidement du français à l'anglais et vice versa, et engagez-vous à prendre des cours du soir d'allemand si vous obtenez le poste.

S'INFORMER AVANT

Un homme averti en vaut deux, dit-on. Dans cette situation, l'adage reste vrai. Plus vous aurez obtenu d'informations sur l'institution ou l'entreprise, plus vous pourrez poser des questions pertinentes lors de l'entretien. Ainsi, si possible, parlez à un salarié ou deux de l'entreprise en question, lisez le rapport annuel et tout document que vous pourrez obtenir.

LA NÉGOCIATION

Négociez les conditions, s'il y a lieu. Il est plus facile de négocier un salaire à ce moment-là que plus tard. Posez les questions qui vous semblent importantes: salaire, horaires, heures supplémentaires et vacances, mais aussi possibilités de promotion, formation permanente payée par l'institution.

Ces questions ne devraient pas être celles qu'on aborde en premier lieu dans l'entretien, car l'adéquation au poste de travail et au contexte est fondamentale.

En conclusion, montrez-vous positif, dynamique, collaborant et adulte. Sachez ce que vous voulez et voyez jusqu'où ce que vous souhaitez et ce que souhaite l'employeur peuvent correspondre.

A MÉDITER...

Accepter le quotidien est pour chacun la chose la plus difficile. On ne veut pas vivre sa vie, on veut vivre une vie différente, celle qu'on a rêvée ou celle des autres. Mais on ne progresse qu'en remplissant d'une présence attentive ses petits moments sans histoire. Lorsqu'on accepte de vivre chacun de ces instants, sans attendre autre chose, on bâtit une plénitude que rien ne peut attaquer. C'est alors que, dans notre vie, rien ne se perd, qu'au contraire, tout se crée.

P. Gaboury

CHAPITRE 7

LE SENS DE LA VIE

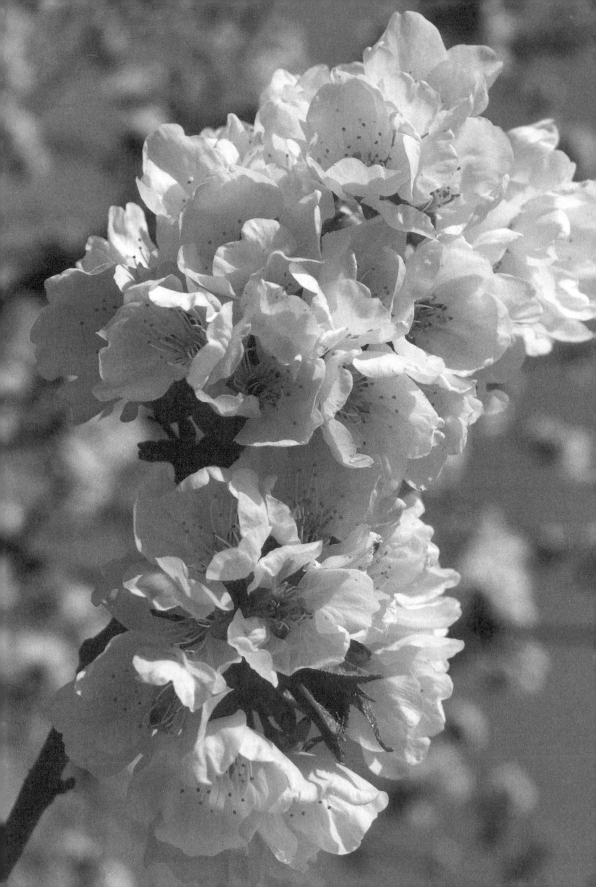

Espérer malgré tout!

Pourquoi?

Pourquoi certaines personnes vivent-elles sans soucis, sans problèmes majeurs, alors que d'autres subissent plus qu'à leur tour les multiples fatalités de la vie?
En effet, pourquoi? Pourquoi ces moments si difficiles, pourquoi ces différences de destin?
Il s'agit là de questions qui touchent aux croyances que nous avons concernant la vie et la mort, concernant le sens de cette vie et des épreuves à traverser. Selon notre religion ou notre philosophie, les tentatives de réponse seront différentes!

Pour ne pas sombrer

Je voudrais simplement partager avec les personnes traversant une «mer houleuse» quelques éléments sur la manière de garder l'espoir ou, si vous le voulez, d'éviter de sombrer dans le désespoir.
L'espoir et le désespoir sont les deux pôles d'une ligne continue.
Lorsque l'espoir — cette capacité d'attendre avec confiance la réalisation de ce que l'on désire — est présent, la personne agit, avance vers ses buts. Elle peut tolérer des situations difficiles et maintenir sa confiance, elle peut attendre.
Lorsque le désespoir est présent, la personne a l'impression d'être privée d'énergie, de faire face à ce qui est futile et impossible tout à la fois.
On connaît maintenant les comportements qui permettent de soutenir l'espoir et ceux qui conduisent au désespoir.

Vers l'espoir

Pour se diriger vers l'espoir:
▶ Il est nécessaire de se fixer des buts et de croire qu'on peut les atteindre.
▶ Lorsque les buts fixés deviennent inaccessibles, oser les modifier sans s'en vouloir.
▶ Se rappeler les succès passés pour s'encourager.
▶ Se construire des choix, des options. «Si le but que je me suis fixé n'est pas accessible, voilà vers quel autre but je me dirigerai. Si ce but alternatif ne peut pas être atteint non plus, voilà la troisième option que je prendrai!»
▶ Garder une paix intérieure tout en agissant pour atteindre le but.
▶ Accepter les encouragements des autres et persister à se motiver.

Vers le désespoir

Ce qui amène au désespoir:
▶ Etre incapable de se fixer des buts.
▶ S'en vouloir personnellement lorsqu'on n'atteint pas le but désiré, alors que prendre conscience qu'un but n'est pas réaliste ou qu'un chemin n'est pas le bon chemin, c'est toujours avancer. On raconte que le grand inventeur Edison connut 1800 manières de ne pas réussir à créer l'ampoule électrique avant de réussir la 1801e fois.
▶ Insister sur l'échec plutôt que sur ce qu'on peut en apprendre pour réussir la prochaine fois.
▶ S'en tenir rigidement aux buts anciens. Dans le best-seller américain *Le prix de*

l'excellence, on trouve cette superbe anecdote:

« Si vous mettez six abeilles et six mouches dans une bouteille que vous couchez cul vers la fenêtre, vous verrez que les abeilles ne cesseront pas de chercher une issue à travers le verre jusqu'à ce qu'elles meurent d'épuisement ou de faim, alors que les mouches, en moins de deux minutes, seront sorties par le goulot de l'autre côté. C'est l'amour de la lumière des abeilles et leur intelligence qui causent leur perte dans cette expérience. Elles s'imaginent apparemment que la sortie d'une prison doit se trouver là où la lumière est plus vive, et elles agissent en conséquence et s'obstinent dans cette action trop logique. »

Pour ne pas finir comme les abeilles, il est important d'essayer autre chose, de modifier ses buts quand cela devient nécessaire.

▶ « Laisser rapidement tomber » au lieu de changer de tactique conduit aussi au sentiment de désespoir.

Ce qu'il faut faire

Comment augmenter la capacité d'espérer?

❶ Analyser les pensées négatives, les reconnaître pour les supprimer, car ces croyances négatives sont limitatives, elles finissent par créer notre réalité.

❷ Changer ces croyances négatives en affirmations positives. « La vie est dure » devient: « La vie est une expérience qui peut être riche et passionnante. »

« Je n'y arriverai jamais » se change en: « J'ai des ressources et des capacités qui me permettent d'y arriver! »

Ce n'est pas toujours facile à faire, lorsqu'on est au fond du trou; cela demande un effort important, mais payant!

Cinq capacités

Augmenter sa capacité d'espérer repose aussi sur l'augmentation de son pouvoir personnel.

Ce pouvoir sur soi et sur l'environnement, nécessaire à une bonne estime de soi-même, se compose de cinq capacités:

❶ **Etre attentif.**
Donner son attention aux choses importantes, aux éléments de l'environnement qui peuvent nous faciliter l'atteinte du but. Etre attentif permet d'entendre les informations pertinentes, de voir ce qui est essentiel, d'observer ce qui émerge.

❷ **Demander ce que l'on veut.**
Tant de gens se plaignent! Ils offrent à l'autre une plainte qu'ils lui demandent de comprendre à demi-mot. Seule la demande directe et précise apporte une réponse claire et précise.

Se plaindre, c'est communiquer à partir d'une position de victime, alors que demander clairement, c'est reprendre le pouvoir sur la situation.

❸ **Prendre la responsabilité de son expérience.**
Aussi longtemps que je blâme les autres, la vie, mes parents, le destin, la malchance, je reste dans l'impuissance qui conduit au désespoir.

Il se peut que l'origine de mes problèmes se trouve hors de moi. La réalité, c'est que la seule personne qui puisse y faire quelque chose, c'est moi.

❹ **Dire ce qui est cohérent avec ses valeurs.**
Aussi clairement que je n'ai aucun droit d'imposer à l'autre une vérité qui est bonne pour moi, autant il est important que je puisse vivre en harmonie avec ce que je crois et ce que je dis. Devoir dire ce qui est incohérent avec mes pensées ou mes valeurs représente une perte de pouvoir et d'espoir.

❺ **Honorer ses contrats ou reconnaître qu'on ne peut pas les remplir et alors les changer.**
Un contrat non rempli donne un sentiment d'insécurité et d'impuissance, alors qu'un contrat rempli augmente l'estime de soi et l'espoir.

Il faut aussi évoquer l'espoir et les relations avec les autres.

S'il est certain qu'on ne peut pas changer l'autre, on peut au moins éviter de lui répéter inlassablement ce qui nous est pénible. Chaque fois que je dis à quelqu'un: « Tu es

tellement instable!» Ou: «Tu ne m'écoutes jamais!»
Ou encore: «C'est incroyable ce que tu peux être désordonné!», je le confirme dans ce comportement.
L'affirmation du contraire est très efficace. Par exemple:
«J'aime ton humeur agréable en ce moment!»
«Merci de m'accorder ton attention!»
«Merci d'avoir rangé le trousseau de clés!»
Plus je visualise la relation désirée ou le comportement voulu, plus les modifications de ce comportement peuvent émerger.

A CULTIVER

Cultiver l'espoir, cela consiste aussi à chercher un support parmi ses proches et ses amis, ou même auprès d'un ecclésiastique ou d'un professionnel de la relation d'aide; à laisser disparaître le ressentiment; à se sentir relié aux autres, aux événements, à Dieu ou à ce qui nous en tient lieu; à méditer, à prier ou à visualiser. Cela consiste à intensifier le contact avec la nature, à maintenir une bonne estime de soi-même, à prendre soin de soi et à développer sa confiance et peut-être sa foi.

A MÉDITER...

Tout ce dont tu as besoin, tu l'as en toi, qui attend d'être reconnu, développé et qui attend de sortir. Un gland contient en lui un chêne puissant. Tu contiens en toi un énorme potentiel. Exactement comme le gland doit être planté et soigné pour qu'il puisse grandir et devenir ce chêne puissant, ce qui est en toi doit être reconnu avant de pouvoir émerger et être utilisé pleinement. Sinon, cela reste dormant en toi.

E. Caddy

Le secret des rêves

Quelle signification?

Il existe de multiples manières de travailler ses rêves: chaque approche psychologique a proposé des moyens de les écouter, de les décoder, de les utiliser pour sa propre croissance.

Certains pensent que chacune des parties du rêve constitue la représentation symbolique d'une partie de la personne qui rêve et que prendre conscience de chacune de ces parties permet une meilleure intégration de la personne.

D'autres perçoivent le rêve comme une réaction contre ce qui nous enferme et nous écrase dans la vie quotidienne.

Pour certains psychanalystes, le rêve est une «intelligence cachée» qui peut nous aider à résoudre certains problèmes émotionnellement chargés.

Comment les décoder?

Il existe des dictionnaires des rêves qui vous diront peut-être que rêver que l'on est étranglé peut annoncer des ennuis respiratoires ou que rêver que l'on est paralysé peut être le signe de difficultés en relation avec la circulation sanguine, que rêver d'un parapluie veut dire telle chose et que se voir perdu dans la neige a encore une autre signification standard.

Peut-être un jour pas très lointain nous proposera-t-on une interprétation de nos rêves sur programme d'ordinateur!

Malheureusement (ou heureusement peut-être!), le dialogue avec nos rêves n'est pas si simple. Il ne s'agit pas d'une traduction qui peut se faire à l'aide d'un dictionnaire.

Premièrement, le souvenir

Quelles sont alors les voies possibles?
Tout d'abord, se rappeler ses rêves.
▶ On peut se programmer en se disant avant de s'endormir: «Cette nuit, je me souviendrai de mes rêves.»
▶ On peut boire un demi-verre d'eau avant de se coucher, en prenant la résolution de se souvenir de ses rêves, en finissant le reste du verre d'eau le matin au réveil, en tentant de se remémorer les rêves.
▶ Surtout, on se souvient beaucoup mieux de ses rêves lorsqu'on se réveille naturellement. C'est pourquoi les vacances, qui permettent de supprimer l'usage du réveille-matin, sont favorables au souvenir du contenu des rêves.
▶ Au moment du réveil, prendre un instant pour se remémorer le rêve avant d'ouvrir les yeux. Au moment où nous laissons affluer les images de l'environnement, les rêves s'effacent.
▶ Lorsque le rêve est présent à l'esprit, il est utile de trouver un moyen de garder ce rêve, de le garder en mémoire. Par exemple en couchant sur le papier les grandes lignes de celui-ci dans un «cahier de rêves» ou encore en enregistrant ce rêve sur cassette.

Deuxièmement, l'interprétation

Que faire de ses rêves?
Le psychanalyste Robert Langs avance que tout rêve comporte une réponse. L'essentiel est donc de chercher la question à laquelle le rêve répond.

Voici quelques pistes:
- Qu'est-ce que les images impliquent?
- A quoi peut-on associer ces images?

Le Dr Langs décrit le rêve comme une éponge comprimée. Associer des images au rêve, c'est un peu comme laisser entrer de l'eau dans cette éponge comprimée; des formes, jusqu'alors inconnues, apparaissent. Les rêves sont parfois comparables à une autre voix qui n'a pas pu se faire entendre et qui vient du plus profond de nous-mêmes.

UN SENS CACHÉ

Une femme avait rêvé qu'une ancienne collègue, qu'elle n'avait pas revue depuis très longtemps, était malade et qu'elle réclamait des soins. Cette ancienne collègue portait le même prénom que sa mère qui était en effet peu bien. La «rêveuse» aurait pu s'arrêter à ce premier stade et se dire que sa mère avait besoin de plus de soins et de présence de sa fille. Cela ne semblait pas très cohérent à la rêveuse, qui ne ressentait pas du tout la situation de cette manière. Laissant son imagination flotter, elle réalisa que ses relations avec son ancienne collègue n'avaient pas été bonnes et que cet échec provenait d'une difficulté que la rêveuse reconnaissait en elle-même. Petit à petit, elle prit conscience que, dans le nouvel emploi qu'elle venait de prendre depuis peu de temps, elle était en train de s'aliéner une collègue avec laquelle elle devait collaborer de près, et cela pour les mêmes raisons que dans un poste précédent.

Forte de cette prise de conscience, elle put chercher de l'aide pour elle-même auprès d'une personne expérimentée, et de ce fait éviter des ennuis importants dans son poste de travail. Une interprétation rapide ou superficielle n'aurait pas eu la même utilité.

LES CLÉS DU MYSTÈRE

On peut reconnaître certaines significations du rêve aux aspects suivants:

❶ Elles devraient être inattendues.
❷ Elles devraient être simples et sembler aller de soi.
❸ Elles devraient être nouvelles pour la personne.
❹ Le «rêveur» devrait, intuitivement, sentir que cela a du sens pour lui.
❺ La signification trouvée devrait être utile à la résolution d'un problème.
❻ D'autres rêves permettant de compléter la signification déjà dégagée devraient surgir peu à peu.

Georges Romey pense que certains rêves nous avertissent d'un changement intérieur, du franchissement d'un seuil par lequel certaines parties séparées de notre moi retrouveraient l'unité. Il a écrit un ouvrage important à ce propos: *Rêver pour renaître*, chez Laffont, Paris, 1982.

Depuis le fond des âges, les rêves ont passionné par leur mystère. Ils sont une richesse à explorer.

A MÉDITER...

La science prétend aujourd'hui que l'univers est vide et muet (c'est le message de Jacques Monod). Je ne crois pas que l'univers soit muet, je crois plutôt que la science est dure d'oreille... L'œil qui scrute, qui analyse, qui dissèque, doit être réconcilié avec l'œil qui vénère et qui contemple...
Il nous faut apprendre maintenant à vivre en pratiquant à la fois la science et la poésie; il nous faut apprendre à garder les deux yeux ouverts en même temps.

Hubert Reeves, astrophysicien,
Il y eut un matin, Ed. Ouvertures, Lausanne

Nos besoins spirituels

On fait souvent une différence entre ce qui est spirituel et ce qui est religieux. Quelle est cette différence?

Toute-puissante

Au long des siècles qui nous ont précédés, le religieux tendait à recouvrir tout le domaine du spirituel. L'«Eglise» en tant qu'institution était toute-puissante et la vie sociale reflétait cet état de choses. Un aumônier parisien, historien à ses heures, racontait que, dans un grand hôpital de la capitale française, au XVIIe siècle, il y avait neuf aumôniers pour trois médecins. Les patients étaient accueillis par un aumônier qui les confessait, leur donnait l'absolution, déterminait leur pénitence et les envoyait **ensuite** chez le médecin.

Les temps ont bien changé et les proportions médecins-aumôniers, par ailleurs, n'ont plus rien à voir avec l'exemple ci-dessus.

L'Eglise a pris une place beaucoup plus modeste dans la société. Cependant, en regardant les sondages effectués à propos de la pratique religieuse, on peut voir que près de 90% des personnes interrogées croient en un Dieu. Le recul de la vision exclusivement «religieuse» des besoins spirituels de l'être humain a fait place à une considération de la spiritualité au sens large du terme.

Ainsi, on peut définir la **spiritualité** comme une recherche individuelle de sens, de signification à sa vie, d'élargissement de la conscience, d'intériorité, d'harmonie, de beauté, de cohérence et d'amour inconditionnel. «Cette recherche peut devenir **religieuse** lorsqu'elle implique une acceptation d'un certain nombre de dogmes, de croyances, de rites, de symboles, ainsi que la... révérence pour des lieux, écrits ou objets sacrés, l'affiliation à une communauté ayant ses propres leaders et sa propre tradition.»

Hors de la tradition

Ainsi, on peut postuler qu'il existe des besoins spirituels qui se font jour hors de la tradition religieuse.

Il n'existe pas de liste exhaustive de ces besoins. Chaque personne est unique et vit différemment cette composante importante de sa vie.

Certains auteurs relèvent parmi ces besoins spirituels:
▶ **Le besoin d'espoir.**
▶ **Le besoin de sens, de signification pour sa vie.**
▶ **Le besoin de créer.**
▶ **Le besoin de donner et de recevoir de l'amour.**
▶ **Le besoin de pardonner et d'être pardonné.**
▶ **Le besoin de se situer face au mystère de la souffrance et de la mort.**
▶ **Le besoin de beauté.**
▶ **Le besoin de transcendance.**
▶ **Le besoin d'avoir des relations harmonieuses avec soi-même, les autres et Dieu ou le principe organisateur qui en tient lieu.**

Examinons ces besoins et les moyens de les prendre en compte.

La beauté

Le besoin de beauté. Il existe au plus profond de l'être humain une recherche du beau, de l'esthétique, de l'harmonie.

Cette recherche-là s'est manifestée depuis le fond des âges et a donné lieu à toutes les créations artistiques. Certaines musiques, certains paysages, des œuvres d'art produisent chez certaines personnes un sentiment particulier d'émerveillement qui est au-delà de la dimension psychologique et qui touche au spirituel.

Pour beaucoup, la beauté, l'esthétique est une porte d'entrée dans la méditation, la contemplation, la prière.

De nombreuses personnes disent communiquer avec Dieu dans la nature, en assistant à un très beau coucher de soleil ou dans le silence de la haute montagne.

La création

Le besoin de créer. Construire, créer, produire quelque chose, «laisser sa marque dans le sable des temps», voilà bien un besoin important chez l'être humain, devenir cocréateur d'un monde toujours plus juste, toujours plus humain.

Mettre au monde un enfant, créer une œuvre permet de goûter à ce sentiment de continuité, à cette exaltation qui touche au spirituel.

La signification

Le besoin de sens, de signification. Tant d'événements heureux ou douloureux nous atteignent. La souffrance est présente au cœur de nos vies sous la forme de séparations, de conflits, d'absence d'amour. La maladie, la douleur nous accompagnent et des questions pressantes surgissent. Pourquoi cela? Pourquoi maintenant? Pourquoi moi? La réponse à ces interrogations permet de trouver la sérénité et la paix. Chaque être humain se doit de trouver une forme de réponse à ces questions, et cette recherche est un chemin que personne ne peut faire à votre place. Ce sens peut être donné par la conviction de devoir faire fructifier un talent, par la nécessité perçue d'une croissance personnelle, par l'amour échangé, par la transmission de la vie, par l'engagement social ou par la décision de vivre pleinement sa vie.

L'amour inconditionnel

Le besoin de donner et de recevoir de l'amour inconditionnel. L'un des besoins spirituels les plus importants pour tout être humain, c'est de donner et de recevoir de l'amour inconditionnel.

Au-delà de la dimension psychologique, il existe au fond de chaque personne une nostalgie: être aimé pour ce que l'on est ou, peut-être, malgré ce que l'on est, ou ce que l'on a fait. La croyance en un Dieu miséricordieux qui envoie son Fils pour manifester cette sorte d'amour envers nous est la caractéristique centrale des religions chrétiennes.

D'autres religions ont trouvé des moyens différents de répondre à ce besoin.

L'amour humain n'est qu'un pâle reflet de cette dimension. Cependant, ces reflets peuvent être suffisants pour satisfaire partiellement et temporairement ce besoin.

La transcendance

Le besoin de la dimension de transcendance. En chacun de nous sommeille un mystique. Nous aspirons à la paix, à l'harmonie, nous recherchons une dimension de globalité, de totalité, de silence et de réflexion intérieure. Et pourtant, nous mettons tout cela si bas dans notre liste de priorités que ce n'est souvent que très tard dans la vie que nous découvrons cette dimension.

La vie et le quotidien nous offrent de multiples possibilités de nous mettre en état de réceptivité.

Chacun d'entre nous peut prodiguer la recherche du silence quelques instants par jour, chacun peut méditer, se recentrer sur ce qui est essentiel, et, en restant attentif et ouvert, trouver pour lui cette dimension de transcendance et se laisser guider dans son évolution.

En conclusion

Avez-vous des besoins spirituels? Peut-être ne les avez-vous jamais nommés de cette manière? Ils sont présents au cœur de votre condition d'être humain et, comme tous les autres besoins humains, ils doivent être satisfaits.

Comment? direz-vous. Vous trouverez vous-même ce qui vous convient. Vous pouvez par exemple:
— vous ménager du temps afin d'écouter votre musique préférée;
— marcher dans la nature et prendre le temps de la contempler;
— lire des textes qui peuvent vous inspirer, tels que *La petite voix*, d'Eileen Caddy, aux Editions du Souffle d'Or, qui contient des méditations quotidiennes, les petits ouvrages de P. Gaboury, les livres de Gérald Jampolsky, aux Editions Soleil, et de nombreux autres textes que vous trouverez dans la plupart des librairies dans la section «spiritualité»;
— l'Evangile de saint Jean vaut aussi la peine d'être lu ou relu;
— prendre le temps de créer, de vous ressourcer, d'échanger avec d'autres sur ces sujets;
— rechercher ce qui est positif, ce qui unit, ce qui construit, ce qui élève sans vous décourager lorsque c'est difficile.

A méditer...

La crainte de la souffrance est pire que la souffrance elle-même. Aucun cœur n'a jamais souffert alors qu'il était à la poursuite de ses rêves, parce que chaque instant de quête est un instant de rencontre avec Dieu et avec l'éternité.

Paulo Coelho
l'alchimiste

L'efficacité de la prière

«J'ai entendu dire qu'on avait pu mesurer l'efficacité de la prière dans des recherches menées à bien dans le domaine de la santé entre autres. Est-ce bien exact?»
Cette question est très importante, et actuellement de nombreux chercheurs s'y intéressent. L'un d'entre eux, le Dr Larry Dossey, médecin très connu aux Etats-Unis, président de la Commission sur les médecines alternatives à l'Institut national de la santé, à Washington, a publié en 1993 un important ouvrage, qui n'est pas encore traduit en français, sur ce sujet. Ce livre porte le titre de *Healing Words* («Les mots qui guérissent»), Editions Harper, San Francisco.
Dans cet ouvrage, Larry Dossey analyse tout ce que l'on sait actuellement de l'efficacité de la prière sur le plan scientifique.

Qu'est-elle?

Qu'est-ce que la prière? Le mot «prière» vient du latin *precarius*, qui signifie «obtenir en mendiant», et *precari*, qui signifie implorer.
Ainsi, il existe deux formes de prières: la demande pour soi et l'intercession pour l'autre. Il y a encore les prières de confession, d'adoration, de lamentation et de reconnaissance.
La prière peut être individuelle, commune, privée, publique. Elle peut comporter des mots, des soupirs, des gestes, des silences. Il y a la prière telle qu'elle est enseignée par les religions, et l'attitude de prière qui n'est pas liée aux enseignements religieux.

La recherche

Cela fait plus de cent ans que les scientifiques cherchent à étudier l'effet de la prière.
C'est en 1872 qu'un scientifique anglais, Sir Francis Galton, conduisit la première recherche dans ce domaine. Il voulait savoir si les rois et les chefs d'Etat, pour lesquels on priait beaucoup, vivaient plus longtemps que les autres humains. Il mit en évidence que ce n'était pas le cas.

Etude comparative

Puis de nombreuses autres recherches eurent lieu. Parmi les plus intéressantes, citons celle du cardiologue Randolph Byrd, en 1986.
Sur une période de dix mois, 393 patients furent admis dans l'unité de soins intensifs pour problèmes cardiaques de l'Hôpital général de San Francisco; 192 patients firent l'objet de prières de la part de groupes de prière. Pour 201 patients, ce ne fut pas le cas.
Cette recherche comportait des critères très stricts, semblables à ceux qui sont utilisés dans les recherches cliniques en médecine. L'approche «en double aveugle» fut utilisée. C'est-à-dire que ni les patients, ni les soignants, ni les médecins ne savaient qui bénéficiait de la prière des groupes. Chacun des groupes recevait les prénoms des patients, ainsi que leur diagnostic et leur état actuel de santé. On demandait aux groupes de prier chaque jour pour les patients, et chaque patient avait au moins

cinq à sept personnes intercédant en sa faveur.

Effets probants

A la fin de la période de recherche, on pouvait remarquer les effets que voici.
Les patients pour qui les groupes priaient étaient différents des autres à quatre points de vue:

1. Trois patients pour lesquels on priait eurent besoin d'antibiotiques, alors que seize en eurent besoin dans l'autre groupe.
2. Il y avait trois fois moins d'œdèmes pulmonaires dans le groupe des patients pour lesquels on priait.
3. Aucun des patients pour lesquels on priait n'eut besoin d'être intubé et assisté d'une ventilation mécanique, alors que douze des patients de l'autre groupe eurent besoin de cette ventilation mécanique.
4. Il y eut moins de décès dans le groupe pour qui l'on priait.

Malgré quelques critiques faites à cette recherche, elle reste l'une des plus significatives de ces dernières années. Depuis 1986, d'autres recherches ont eu lieu en Angleterre et dans divers pays.

Pour le Dr Dossey, «la raison essentielle qui fait que l'on devrait s'intéresser à la prière, c'est qu'elle est efficace.»

»Il y a un nombre immense d'évidences démontrant que la prière est active à distance pour modifier des processus physiologiques... J'en suis arrivé à croire que c'est là un des secrets les mieux gardés en médecine.»

En conclusion, il paraît évident que la prière est efficace, que le résultat n'est pas toujours celui qu'on attend ou que le processus ne se déroule pas forcément comme on le souhaite. C'est pourquoi l'une des prières les plus puissantes est de remettre la personne à Dieu et de prier pour que Sa volonté soit faite en elle.

Pour Larry Dossey et ses collaborateurs, «plus les médecins et les soignants seront confortables avec la notion de l'importance de la prière dans la guérison, parce qu'elle aura été scientifiquement prouvée, plus ils utiliseront cette approche. Plus elle sera utilisée dans le champ de la médecine, plus le public réalisera l'importance de la prière dans la vie en général. A ce moment-là, la science et la religion deviendront complémentaires.»

Oui, la prière est efficace. Elle est l'une des formes les plus évoluées de l'activité humaine.

Elle peut transformer ceux qui prient, améliorer la vie de ceux pour qui on prie; elle peut transformer notre planète.

A méditer...

L'évaluation que les autres font de moi ne peut pas me servir de guide. Les jugements des autres, bien qu'ils doivent être écoutés et pris en considération pour ce qu'ils sont, ne peuvent en aucun cas me servir de guide...
L'expérience est, pour moi, la plus haute autorité.
Rien ne vaut l'expérience directe que je peux faire.

Carl Rogers

La vie après la vie

«Ma mère est décédée il y a un an et je n'arrive pas à faire mon deuil (comme on dit!). J'ai suivi des sessions sur le deuil, j'ai lu de multiples livres sur l'accompagnement des mourants, et rien ne me console. Mon problème a plutôt à voir avec ce qui se passe après la mort. Où est ma mère? Est-elle là, couchée dans la terre jusqu'à une éventuelle résurrection? Est-elle, en esprit, quelque part ailleurs, dans un coin du ciel non encore exploré?»

A chacun sa réponse

Je peux imaginer votre tristesse et l'impossibilité pour vous de retrouver la sérénité à propos de votre mère. Les questions que vous posez sont universelles, depuis le commencement des temps. A chaque fois qu'un être aimé mourait, ses proches, dans l'affliction, cherchaient à imaginer où il se trouvait, quelle était sa condition. Chaque religion a donné des réponses à ces interrogations: que ce soit les bouddhistes tibétains, les musulmans, les Indiens d'Amérique ou les chrétiens, chacun a apporté une explication.

Pour nous, en Occident, où le christianisme représente la religion dominante, il y a diverses interprétations des textes bibliques. Pour certains, le corps et l'âme restent dans la tombe jusqu'au jour du retour du Christ, pour d'autres, l'esprit, l'âme, rejoint son créateur.

Les réponses sont diverses, et de nombreux théologiens ont écrit des livres à ce propos. Le Père Biondi, prêtre catholique, auteur du livre *Les morts nous parlent*, écrit: «Ayons la simplicité et la bonne foi de reconnaître, des milliers d'années plus tard, que même le christianisme ne nous a pas enseigné grand-chose sur l'au-delà. Ce n'était d'ailleurs pas l'objet premier de la révélation évangélique.» Personnellement, je crois qu'il s'agit d'un mystère à accepter, tout en étant consciente que notre connaissance de l'itinéraire précis qui nous mène de la mort physique à la vie éternelle ne nous a pas été dévoilée dans les détails.

Expériences de toujours

Les expériences de proximité de la mort, qu'on nomme en général du sigle NDE, selon l'expression anglaise «Near Death Experiences», ont toujours existé. Le *Livre des morts* tibétain expose une description de l'agonie très proche de celles qui sont rapportées dans les NDE. Dans l'Antiquité, des récits ont été écrits qui recoupent aussi les expériences modernes: le mythe d'Er le Pamphylien de Platon, la vision de Thespésios racontée par Plutarque, au Ier siècle, l'expérience de Drythelm relatée par Bede dans l'*Histoire ecclésiastique de la nation anglaise*. Plus près de nous, au XIXe siècle, Albert Heim, alpiniste suisse, a trouvé de nombreuses caractéristiques propres aux NDE dans les expériences des survivants des chutes de montagne. Au XXe siècle, on peut aussi citer l'expérience de NDE de C. G. Jung, le grand psychologue zurichois. C'est dans les années soixante-dix que deux médecins, Elisabeth Kübler-Ross et Raymond Moody, ont étudié ce phénomène sur une grande échelle et en ont dressé une typologie.

Leurs recherches ont mis en route un mouvement mondial, et des chercheurs dans le monde entier se sont mis à étudier le phénomène. «Une NDE peut survenir lors d'un arrêt cardiaque avec électroencéphalogramme (tracé électrique du cerveau) plat, en milieu hospitalier ou dans toute autre circonstance et tout autre lieu, alors que la personne est sans connaissance et proche de la mort.

»Une NDE se caractérise par un certain nombre d'éléments que l'on retrouve partiellement ou dans leur totalité, dans l'ordre ou non, chez les différents sujets.» (Définition d'Evelyne Mercier.)

NDE: ONZE PHASES

En général, une NDE comporte onze phases (d'après Moody, Sagom et Ring):

❶ Impossibilité de communiquer avec l'extérieur, mais persistance des sensations; audition du verdict de mort.

❷ Impression de paix et de bien-être; il n'y a plus de souffrance ni physique ni émotionnelle.

❸ La personne sort de son corps et vit une transformation de sa vision. Elle peut se déplacer rapidement. Elle ne perd pas le contact avec ce qui se passe autour de son corps. Elle peut suivre les tentatives de réanimation. Elle est capable plus tard de décrire dans les détails les scènes de réanimation, même lorsqu'il s'agit d'une personne qui était aveugle.

Parfois, elle est aussi capable de décrire des scènes qui se produisent dans d'autres lieux simultanément.

❹ La personne entend un bourdonnement, ou une musique ou un bruit.

❺ Elle entre dans une zone obscure, souvent associée à un tunnel. C'est ce qui caractérise les NDE par rapport à d'autres expériences décrites par des gens qui ont l'impression de flotter hors de leur corps.

❻ Il y a rencontre dans ce tunnel entre la personne vivant une NDE et d'autres êtres, qui souvent prennent l'aspect de proches décédés qui viennent accueillir et guider le nouvel arrivant.

❼ Entrée dans une zone de lumière intense, une lumière d'une autre nature que celle à laquelle nous sommes habitués, une lumière qui n'éblouit pas et qui donne à toute chose une coloration intense.

❽ Cette lumière est associée à une présence d'amour intense, parfois identifiée à un être de lumière et d'amour, dans laquelle la personne arrivante se fond.

❾ L'être de lumière invite le nouvel arrivant à se remémorer tous les événements de sa vie dans les plus petits détails. Cela se passe très rapidement. Passé, présent et futur font partie du même instant.

❿ La personne a l'impression de se heurter à une limite, à une barrière ou à une rivière infranchissable.

⓫ La personne réintégre son corps et reprend «conscience».

Bien sûr, l'ordre de ces phases est variable, mais, qu'elle soit complète ou non, une NDE laisse à celui qui l'a vécue un souvenir indélébile. En général, elle apporte une grande sérénité. La personne sait qu'il ne s'agit pas d'un rêve; quelque chose en elle s'est transformé.

D'autre part, que l'on entende des récits de personnes de cultures très différentes ou de lieux géographiques très lointains, ou encore que ce soit des enfants qui racontent leur NDE, les phases sont toujours à peu près les mêmes.

QU'EN DÉDUIRE?

Que déduire de tout cela? Bien entendu, aucune preuve irréfutable. Toutes ces personnes n'ont pas passé la barrière infranchissable et ne nous ont pas dit ce qui était derrière.

Il ressort tout de même de toutes ces recherches quelque chose de très positif et de très encourageant. Quelque chose et quelqu'un nous attendent de l'autre côté de la mort, et peut-être que les recherches sur les NDE mettent **en évidence** deux choses:

❶ Il y a quelque chose au-delà de la mort; un amour nous attend.

❷ Notre vie est importante; chacun des moments de notre vie a un sens et nous en sommes responsables.

A MÉDITER...

Le vrai amour ne meurt pas. C'est le corps physique qui meurt. L'amour authentique n'a pas d'attentes, pas d'exigences, il n'a même pas besoin de la présence physique de la personne... Même lorsque cette dernière est décédée et enterrée, cette partie de vous qui aime la personne reste vivante à jamais.

Elisabeth Kübler-Ross

Sommaire

	Page
Introduction	5

CHAPITRE 1   Epanouissement personnel

Vivre équilibré	9
Savoir dire non!	11
Pouvoir raconter sa vie	14
Penser positif	17
Dire ou ne pas dire	20
Savoir faire confiance	23
Le temps qui passe	26

CHAPITRE 2   Problèmes relationnels

Meubler sa solitude...	33
Sortir de la détresse	35
Avoir confiance en soi	38
«Je ne manque de rien... et je ne suis pas heureuse»	41
Incapable de décider	43
Du bon usage de la colère	46
Douze étapes pour pardonner	49

CHAPITRE 3   Relation dans la famille

Père et fils: se parler	55
Faire la paix avec ses parents	58
Réussir la relation mère – fille adulte	61
Les parents martyrs	64
Etre enfant d'alcoolique	66
«Mon fils est homosexuel»	69
Une vie nouvelle	72
Jeanne la magnifique	75
«Dis, maman... Est-ce que j'ai un papa?»	79

CHAPITRE 4 FACE À LA MALADIE

Ma déprime et moi	83
Guérir, cela se passe aussi dans la tête!	85
Etre immuno-compétent	88
Le phénomène du «burn-out»	91
La mémoire qui flanche	94
«J'ai peur de l'anesthésie»	97
J. est séropositive	100
Merci, Dr Kousmine!	103

CHAPITRE 5 SANTÉ NATURELLE

Maigrir... Ah! maigrir...	109
Eliminer les toxines	112
Utiles oligo-éléments	115
Vertus des élixirs de fleurs	118
Les fleurs: les cueillir, les sécher	121
Bien choisir son thérapeute	124
Ce qu'est le Reiki	127
Le chou, encore, toujours!	129

CHAPITRE 6 L'ACTIVITÉ PROFESSIONNELLE

Obsédé par la perfection	135
Au travail: des chefs qui savent tout!...	138
Je n'ai pas le temps!	141
Propos sur l'échec	143
Vivre des changements...	146
Gagner sa vie demain	148
Le chômage et la santé	150
L'entretien d'embauche	153

CHAPITRE 7 LE SENS DE LA VIE

Espérer malgré tout!	159
Le secret des rêves	162
Nos besoins spirituels	165
L'efficacité de la prière	168
La vie après la vie	170

Crédit photo: R. Clifford (8); P. Martin (27); RTSR (32); H. Tobler (51); G. Bosshard (54); M. Schmalz (82); T. Kent, Sygma (108); M. Dougoud (131); E. Schwab (134); J.-Cl. Curchod (158).

ROSETTE POLETTI

Mes Conseils Santé Pour Votre Mieux-Vivre

Mieux se connaître... pour vivre mieux!
La préoccupation actuelle de toutes les générations. Chaque dimanche et depuis plus de cinq ans, la rubrique «Rendez-vous» de Rosette Poletti permet aux lecteurs du Matin de progresser dans cette connaissance qui veut amener soulagement et apaisement, et qui ouvre des perspectives nouvelles sur la vie. Chaque lecteur trouve dans ces articles des explications et des solutions simples pour résoudre un problème de santé ou de bien-être. Désormais, les rendez-vous de Rosette Poletti font l'objet d'une collection. A découvrir au fil des ans. Pour commander le numéro manquant, veuillez nous retourner la carte commerciale ci-jointe. 172 pages au format 165 x 235 mm, nombreuses illustrations. Fr. 25.50 pièce (TVA incl.).

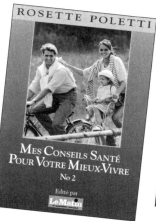
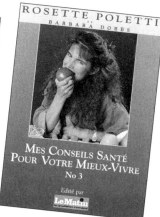
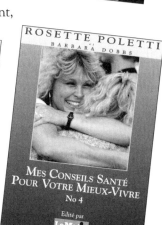

Six Semaines Pour Vivre Plus Pleinement

Ce cahier pratique vous propose une forme de voyage intérieur, agrémenté d'exercices qui pourraient vous aider à atteindre vos objectifs. Ce voyage en six étapes vous amènera de la prise de conscience du bilan à la possibilité de changer certains aspects de votre vie.

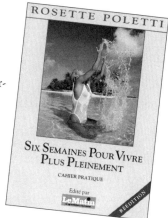

Les grands thèmes abordés sont:
- Prendre le pouvoir sur soi.
- Trouver la liberté de voir, d'entendre, de ressentir ce qui est.
- Prendre la responsabilité de sa vie.
- Pratiquer la compassion active.
- Laisser partir ce qui doit partir.
- Lâcher prise - pour accueillir!
- Etre en route...

Service direct
Un coup de fil au
(021) 349 45 95

42 pages au format 165 x 235 mm, 8 illustrations. Fr. 12.25 (TVA incl.).
Voir carte de commande ci-jointe.

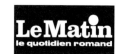

Achevé d'imprimer sur les presses
des IRL Imprimeries Réunies Lausanne s.a.
le 10 septembre 1995